Himmlisch geil!

Maria Magda Lehna

Himmlisch geil!

Wenn Sexualität und Spiritualität zusammentreffen.
Ein Ratgeber (nicht nur) für Frauen

Impressum

Email: maria.magda.lehna@gmail.com
Druck und Verlag: epubli GmbH, Berlin, www.epubli.de
Covermotiv: Ursula Kammerlander
Layout: Marte Kiessling, Berlin, www.martemarte.de
ISBN 978-3-8442-4355-0

Jeden Tag Liebe leben

Ein neuer Tag, eine neue Gelegenheit,
Liebe erkennbar und begreifbar zu machen,
Liebe zu achten und zu ehren,
die Empfindungen des anderen in Achtsamkeit anzunehmen,
die göttliche Liebe als höchste Stufe unseres Daseins
anerkennen und seine Priorität niemals infrage zu stellen.
Dies ist Auftrag und Zweck unseres Lebens.

Charles Sigura

Widmung

Für alle ...

... Frauen, die Lust auf richtig guten, himmlisch geilen Sex haben.
... Frauen, die (endlich) lernen wollen, richtig mit dem Mann umzugehen.
... Frauen, die ihre Energien öffnen und sich lebendiger fühlen möchten.
... Frauen, die spüren, »in meiner Beziehung stimmt was nicht«.
Und für alle Männer, die neugierig sind und einer Frau endlich das geben wollen, was sie sich immer ersehnt hat.

Inhalt

Vorwort

Liebe Leserin,
haben Sie sich schon einmal gefragt, warum in Ihrem Schlafzimmer kein Sex stattfindet, so wie Sie ihn möchten: himmlisch geil, ohne Tabus und mit einem Mann, der als einfühlsamer Liebhaber all Ihre Sinne weckt? Überlegen Sie manchmal, was in Ihrer Beziehung nicht stimmt? Haben Sie öfters das Gefühl, dass Sie nicht eins sind, neben sich stehen und sich verloren fühlen?

Wenn Sie alle Fragen mit Ja beantwortet haben, wird es Zeit, über sich und Ihre Bedürfnisse nachzudenken.

Vertrauen Sie mir und ich werde Ihnen zeigen, sich Ihrer weiblichen Macht (wieder) bewusst zu werden, sich lebendiger zu fühlen und mit dem Mann richtig umzugehen, denn er ist, wie er ist. Dazu braucht es keiner langwierigen Schulung und auch keiner regelmäßigen Meditation. Wichtig ist, dass Sie sich nicht verschließen und offen sind für das, was ich die Verbindung zum »höheren Selbst«, zum »göttlichen Ich« oder zur »inneren Mitte« nenne.

Dann werden Sie zu einer erotischen Frau, die sich ihrer Weiblichkeit bewusst ist, aufrichtig mit ihrem Partner umgeht und Komplimente mit Freude entgegennimmt. Dann werden Sie himmlisch geilen Sex erleben und das Wort *Tabu* kommt in Ihrem Sprachschatz nicht mehr vor.

Auf dem Weg dorthin wünsche ich Ihnen viel Lust und Freude,

Ihre Maria Magda Lehna

PS.: Falls Sie ein Mann sind, so heiße ich auch Sie herzlich willkommen! Wenn Sie sich auf die nachfolgenden Seiten einlassen, werden Sie erfahren, wie Sie einer Frau endlich das geben können, was sie sich immer ersehnt hat. Trauen Sie sich. Seien Sie mutig. Ich begleite Sie.

Teil 1 – Sexualität: vertraut und doch so fremd

Die falsche Programmierung

Stellen Sie sich vor, dass dem ersten männlichen Urmenschen vor etwa zwei Millionen Jahren die Überzeugung »einprogrammiert« wurde, eine Frau sei nur durch einen erigierenden Penis zu befriedigen. Seitdem erlebt er statt himmlischem Sex nichts als Stress. Seine Angst zu versagen sitzt ihm im Nacken, oder sollte ich besser sagen, zwischen den Testikeln. Und es kommt noch schlimmer: seitdem spürt die Frau keine Liebe mehr. Nicht selten verweigert sie sich, musste in der Vergangenheit oft sogar zu ihren *ehelichen Pflichten* gezwungen werden. Denn freiwillig wollte sie seine Rohheit nicht über sich ergehen lassen.

Mit der Angst des Mannes um sein erigierendes Glied wird viel Geld gemacht. Illegale Händler zahlen für das Horn eines Nashorns enorme Summen. Auch für Haifischflossen, Bärengalle und Tigerknochen gibt es besonders in Asien einen enormen Markt, obwohl die Tiere unvorstellbare Grausamkeiten erleiden oder an den Rand der Ausrottung gebracht werden. Europäer dagegen setzen meist auf Medikamente in Form von Tabletten und Dragees oder greifen zu mechanischen Erektionshilfen, um ja keine »Niederlage« zu erleiden.

Unter diesem Druck kann der Mann beim Sex keinen Stress abbauen und schon gar nicht glücklich sein. Stress macht krank. Und die Medikamente gegen Potenzprobleme erzeugen erst welche. Und dann wäre da noch seine frustrierte Partnerin, die sowohl unter einem schwachen Penis, als auch unter einem ewig steifen leidet, der wie ein Roboter funktioniert und kein Ende findet.

Das Ergebnis dieser Art von Sexualität ist, dass der Mann oft lieber solo lebt, denn den unkomplizierten Sex, den er sich in einer Beziehung erhofft, bekommt er nicht. Er fühlt sich nicht angenommen, so wie er ist. Ihr Stöhnen erscheint ihm einstudiert, ihre Handgriffe mechanisch. Und nach jedem Sex fühlt er sich betrogen. Was nutzt es ihm, wenn er abgespritzt hat, aber danach nicht erfüllt und zufrieden ist?

Auch die Frau lebt oft lieber solo. Sie hat keine Lust auf Sex, bei dem sie nichts von der Seele des Mannes spürt, weil er nur wie von Sinnen seinem Trieb folgt. Sie hat schon mal davon gehört, dass Sex »göttlich und himmlisch geil« sein kann, sozusagen ein »Himmel auf Erden«. Doch sie empfindet nicht so.

Was also tun. Die Programmierung des Mannes wie eine Datei von der Festplatte löschen?

Das Geheimnis: Der Kontakt zum höheren Selbst

Es ist eigentlich ganz einfach und doch klingt es für Pragmatiker zunächst schwer. Den Himmel auf Erden erlebst du, wenn du dich mit deinem höheren Selbst verbindest. Mit deiner inneren Mitte. Dem wahren Selbstbewusstsein des Menschen.

Um diesen Zustand zu erreichen, braucht es deines physischen Körpers. Die Seele alleine schafft das nicht.

Der physische Mensch muss sein höheres Selbst, sein göttliches Ich, seine Seele, oder wie immer man diese lebendige Energie nennen will, bitten, sich zu verbinden. Körper und Seele dürfen nicht weiter getrennt sein, sondern müssen wieder eins werden. Die Erfahrung der Polarität war wichtig, doch sie muss endlich ein Ende finden!

Eins zu sein ist bei zahlreichen Menschen ganz selbstverständlich der Fall. Wir sagen dann von ihnen: »Sie sind ganz sie selbst. Sie haben ihre innere Mitte.« Viele jedoch empfinden nicht so und leiden darunter. Sie fühlen sich innerlich zerrissen, sind oft unzufrieden und unstet in ihren Beziehungen. Man könnte auch sagen, ihr Tun und Handeln ist nicht beseelt.

Sagen Sie jetzt nicht: »Ich bin als physischer Körper so gut, so toll, so erfolgreich. Ich brauche mich nicht mit einem höheren Selbst oder sonst was zu verbinden. Ich bin mein eigener Gott – und nur an den glaube ich.« Oder noch schlimmer: Kehren Sie es nicht ins Gegenteil und behaupten, dass Sie wertlos seien. Wie nur sollte Ihre Physis für ein göttliches Selbst wichtig sein?

Vertrauen Sie mir und werden Sie sich *selbst bewusst*. Werden Sie vom Kind zum Erwachsenen.

Erwachsen und selbstbewusst ist jeder erwachsene Mensch, der mit seinem höheren Selbst verbunden ist. Der physische Körper ist immer das Kind. Das höhere Selbst, das göttliche Ich, die innere Mitte … ist der Erwachsene!

Wenn du dich als Kind fühlst, sollte es dir ein Trost sein, deinen Erwachsenen stets bei dir zu wissen. Stell ihn dir als dein Abbild vor, das neben dir steht und dir im entscheidenden Moment Kraft gibt.

Natürlich ist das ein längerer Prozess. Niemand gelangt durch Fingerschnippen zu seinem wahren Selbstbewusstsein, zu göttlicher Liebe, Weisheit, Macht und Kraft. Wird vom Kind zum Erwachsenen. Hier hilft nur der Glaube an sich selbst. Glaubt der Mensch, dass sein göttliches Selbst in seinem physischen Körper ist, ist er davon überzeugt, dann ist die Verbindung hergestellt. Ihm geschieht nach seinem Glauben.

Der Geliebte, die Geliebte

Sexualität sollte himmlisch geil sein, im Innersten berühren und glücklich machen, doch das tut sie meistens nicht. Wir glauben, freien Sex zu haben und sind überhaupt nicht frei. Ganz im Gegenteil. Der Mann denkt ständig an seine Potenz und zählt mit, wie oft er kann. Und die Frau schreibt während des Aktes in Gedanken gelangweilt ihren Einkaufszettel. Die Sexualität ist blockiert. Mann und Frau sind in ihren Rollen gefangen, mit denen sie sich nicht identifizieren können. Mechanische Berührungen. 08/15-Sex. Im Anschluss sind beide enttäuscht und weder erfüllt noch glücklich.

Giacomo Casanova, der wohl berühmteste Frauenschwarm seiner Zeit, hatte Charme, Humor und Bildung und konnte mitreißend erzählen. Es ist nicht überliefert, wie er zu seinem göttlichen Ich stand, doch seinen Memoiren nach war er immer ganz bei sich selbst, in seiner Mitte. Er schrieb über die Liebesnacht mit einer Nonne: »Ich flog vor Liebe glühend in ihre heißen Arme und gab ihr hierfür sieben Stunden lang die feurigsten Beweise ... Staunend erfuhr sie, für welche Wonnen sie empfänglich war, als ich ihr so manches zeigte, was sie für unmöglich gehalten hatte.«

Für mich ist Casanova ein Beispiel für ganzheitliche Sexualität. Einer Verbindung vom physischen Körper mit dem höheren Selbst. Der physische Körper sagt Ja zur Sexualität, nimmt sie an ohne Tabu. Der spirituelle Körper beseelt sie. Der Mensch wird seiner *selbst bewusst*. Dieses Selbstbewusstsein erst macht ihn zu einem Geliebten oder zu einer Geliebten.

Ein Geliebter ist für jede Frau ein Segen. Er vermittelt ihr das Gefühl: »Du bist gut so, wie du bist.« Er verehrt sie und nimmt dankbar an, was sie ihm gibt. Jeder Blick, jedes Wort, jede Berührung ist ein Geschenk an sie. Jede Handlung beinhaltet Respekt, Achtung, Wertschätzung und Dankbarkeit. Sein Sex ist tabulos, geil und voller Freude und Glückseligkeit. Ein Geliebter gibt, aber er fordert nicht. Vor allem überfordert er die Frau nicht.

Ein Mann kann sich nicht für Geld kaufen, ein Geliebter zu sein. Er kann die Frau zwar mechanisch streicheln, ihr einstudierte Worte ins Ohr flüstern.

Doch ohne den Kontakt zu seinem höheren Selbst wird er sie niemals in ihrem Innersten berühren.

Die Geliebte öffnet sich für die elementarste, lebendigste, spirituellste Energie. Das macht sie von innen heraus strahlend und schön. Selbst wenn ihr Partner nicht offen für göttliche Liebe ist, fließt ihre Lebenskraftenergie auf ihn über. Das ist ihr Geschenk an ihn. Eine Geliebte ist für jeden Mann ein Segen. Sie macht ihn zu einem Liebesgott, lässt ihn an ihren Brüsten saugen, aus ihrer Muschi trinken. Sie liebt sein Sperma in ihrem Mund, auf ihrem Körper, in ihrer Scheide. Sie gibt, aber sie fordert nicht. Vor allem überfordert sie ihn nicht. So ist er in der Lage, den Liebesakt entspannt zu erleben und den Sex mit ihr zu genießen.

Die Geliebte hat die Programmierung, den Schwanz des Mannes nicht anzurühren, hinter sich gelassen. Auch wenn er nicht so gut steht, nimmt sie ihn gerne in die Hand, massiert ihn spielerisch. Deshalb ist es für sie auch kein Problem, von Hand fertigzumachen. Sei es, weil er gerne auf ihren Busen, ihren Körper spritzt. Sei es, weil der Penis für den Geschlechtsverkehr zu weich ist. Sie mag ihn gerne in der Hand, und sie mag ihn gerne anderswo.

Die Geliebte will von den Händen des Mannes berührt werden, nichts soll ausgelassen werden. Aber nur, wenn er ein Geliebter ist. Sonst geht sie lediglich auf ihn ein, wenn auch gerne. Alles ist richtig und gut, voller Respekt, Achtung, Wertschätzung und Dankbarkeit. Ihr Sex ist tabulos, geil und voller Freude und Glückseligkeit.

Eine Frau kann sich nicht für Geld kaufen, eine Geliebte zu sein. Sie kann den Mann zwar mechanisch streicheln, ihn mit einstudierten Worten heißmachen. Doch ohne den Kontakt zu ihrem höheren Selbst wird sie ihn niemals in seinem Innersten berühren.

Physische Sexualität, getrennt vom höheren Selbst

Entscheidet sich der Mann, Sexualität zu leben, so ist er immer auf der Suche, in seinem Innersten berührt zu werden und Intensität zu verspüren. Er ist von der Energie »Ich brauche« erfüllt. Das ist sein Signal an die Frau. Jeder Blick, jedes Wort und jede Berührung sendet aus: »Ich nehme mir. Ich brauche. Ich bin einfach nur geil.«

Hat eine Frau keine Verbindung zu ihrem höheren Selbst, dann raubt ihr jeder seiner Blicke, Worte und Berührungen Energie. Er braucht. Er nimmt. Er gibt nicht. Bei einer Partnerschaft mit ihm geht sie in Schutzmodus und der lautet: »Lass mich bloß in Ruh!« Geht er fremd, dann ist es ihr aber auch nicht recht.

Solange dieser Mann keine Partnerin findet, die ihn mit der Energie ihres höheren Selbst tief in seinem Innersten berührt, müssen die Reize immer mehr gesteigert werden, um Intensität zu verspüren.

Entscheidet sich der Mann, Sexualität NICHT zu leben, dann erfüllt er sich nur das Grundbedürfnis des regelmäßigen Abspritzens.

Entscheidet sich die Frau, Sexualität zu leben, so ist sie immer auf der Suche nach dem wahren Geliebten, einem Mann, der sie in ihrem Innersten berührt. Sie hat ständig den Wunsch und das Bedürfnis nach Berührung. »Ich bin im Mangel. Ich brauche. Bitte gib mir!«

Hat ihr Lebenspartner oder Ehemann keine Verbindung zu seinem höheren Selbst, so fühlt er sich schnell überfordert.

Entscheidet sich die Frau bewusst oder unbewusst, Sexualität nicht zu leben, dann erfüllt sie nur ihre Pflicht – oder sie lässt es ganz bleiben.

Spirituelle Sexualität – Lebenskraftenergie

Es ist an der Zeit, dich mit deiner elementarsten, lebendigsten und spirituellsten Energie zu verbinden, ganz egal ob du ein Mann oder eine Frau bist. Dabei ist es gleichgültig, ob du eine Partnerin oder einen Partner hast. Es geht um dich, darum, ganz in deinem Körper zu sein. Nicht nur mit deinem Kopf oder mit deinen Oberarmen und Schultern. Auch mit deinem Penis, deiner Klitoris, deinem Anus, deinen Brüsten und deinen Füßen. Es geht um die Bereitschaft, vibrierende, elektrisierende Energie in deinen Sexualorganen zu spüren, und sie zu nutzen, um dein ganzes Wesen zu beleben.

Warum zuckst du zusammen? Ist Sexualität für dich mit einem Tabu belegt? Fürchtest du, kein »anständiger Mann«, kein »nettes Mädchen« mehr zu sein, wenn du deine Sexualität auslebst? Oder glaubst du, wenn du eine Frau bist, dass du dazu einen festen Partner brauchst? Bedenke, dass du durch die Tatsache, deine Sexualität auszuleben, dich für die dynamische Kraft des Universums öffnest. Wenn du dich jedoch verschließt, schränkst du deine Möglichkeiten einer Verbindung mit dieser kraftvollen, lebensspendenden Energie ein. Es ist also notwendig, alle Teile deines Wesens zu integrieren – auch deine Sexualität.

Eine kurze Fantasiereise, um die spirituelle Sexualität mit dem physischen Körper zu verbinden:

Atme tief ein und aus und lenke deine ganze Aufmerksamkeit auf deine Vulva (deinen Penis), fühle, wie sich dein Unterleib mit angenehmen und lustvollen Empfindungen füllt. Erlaube dir, dich gut dabei zu fühlen.

Nun fühle, wie die Luft deine Haut liebkost und erotische Empfindungen bei dir weckt. Lass die Luft mit deinen Brüsten (deinem Oberkörper) spielen. Lass sie zärtlich deine Schamlippen und deine Klitoris (deinen Penis) berühren. Erlaube der Lust, sich in deinem gesamten Körper auszudehnen. Spüre die Wärme der Sonne, die Vibration von Hitze, wie sie deine Haut an den intimsten Stellen streichelt. Die Wärme erfasst dich überall. Atme die köstliche Sonne und ihr Feuer ein, und lasse sie durch deinen ganzen Körper strahlen. Lade das Wasser ein, mit dir zu spielen. Fühle, wie es über deine Haut gleitet und dich mit seiner perlenden Feuchtigkeit liebkost. Lass das Wasser als Welle durch deinen Körper treiben.

Nun nimm die Energie, die während deines Liebesspiels mit den Elementen entstanden ist, ganz in dich auf und atme zum Abschluss noch einmal tief ein und aus.

Anmerkung: Die beiden obigen Kapitel wurden gekürzt folgendem Buch entnommen: Amy Sophia Marashinsky, Göttinnen Geflüster – Karten und Buch – Mit Orakel und Ritualen zur eigenen Kraft, Schirner Verlag, 1. Auflage Oktober 1999

Hier noch eine kleine Meditation für tabulosen Sex:

Wir sprachen davon, dass Sexualität niemals frei ist, sondern mit Tabus belegt ist. Sie hindern Mann und Frau daran, himmlisch geilen Sex zu erleben. Der Partner fühlt sich nie ganz und gar geliebt und angenommen, weil das, was wirklich schön ist, ausgelassen wird.

Willst du dich öffnen, so musst du dein höheres Selbst darum bitten. Sprich regelmäßig: »Ich öffne mich immer mehr der ganzheitlichen Sexualität!«

Wie eine Wunde, die heilt, wird die Materie Körper mit deinem höheren Selbst, göttlichen Ich, deiner Mitte … verbunden. Dein Körper wird geliebt und angenommen, ohne Tabus. Nur tabuloser geiler Sex, verbunden mit dem höheren Selbst, ist freie Sexualität!

Nun kannst du in einem sexuellen Spiel alle sexuellen Praktiken der Berührungen ausprobieren. Die gesamte Sexualität mit ihrer lebendigen Energie und Lebenskraft steht dir zur Verfügung. Sie verleiht dir Erotik, Schönheit und Ästhetik. Eine Ausstrahlung, die auf andere anziehend wirkt.

Der ganzheitliche Mensch

Physischer Körper: physisches Herz – Kopf und Verstand. Er ist der Frosch.

Spiritueller Körper: höheres Selbst. Die Mitte des Selbstbewusstseins. Er ist der Prinz, die Prinzessin, die den Frosch küssen muss, um ihn zu erlösen, damit er sich in seiner wahren Pracht entfalten kann.

Es liegt in der Entscheidung und Macht des physischen Menschen, ganzheitlich zu leben. Entweder sind physischer und spiritueller Körper verbunden oder nur einzelne Teile davon.

Der »nur« spirituelle Mensch

Er lebt ausschließlich in seiner spirituellen Welt. Er lehnt die Materie, den Körper ab. Er ist nicht in der Lage, göttliche Liebe, Weisheit, Macht und Kraft in seinen Körper, seinen Beruf, seine Beziehungen, seinen Alltag, seine Sexualität, seine Geldangelegenheiten zu lassen. Er steht nicht mit beiden Beinen im Leben, nimmt das Leben nicht an, wie es ist und wie es kommt. Er sagt nicht Ja zum Leben!

Er übersieht, dass er nicht mehr üben muss, um auf einer geistig spirituellen Ebene zu sein. Er ist bereits sein göttliches Ich. Als Spiritueller ist er nicht besser, gar »heiliger« als die Menschen, die Ja zur Materie, zu ihrem Körper, zur Sexualität oder zum Geld sagen.

Der »nur« physische Körper-Mensch

Er lebt nur seinen physischen Körper, ohne Verbindung zu seinem höheren Selbst. Die meisten Menschen leben so. Diese Typ Mensch hat ein beschränktes Bewusstsein. Er glaubt nur an die Materie. Das Massenbewusstsein prägt ihn. Er glaubt, was alle glauben und was man ihm vorgibt zu glauben.

Der kopflastige Mensch

Er ist getrennt von seinem physischen Herzen, getrennt von seinem göttlichen Ich. Er lebt und handelt nur vom Kopf aus. Er ist hart gegen andere und sich selbst. Er sagt sich: »Bevor ich im Herzen, im Gefühl bin, wo ich nur ausgenutzt und ausgebeutet werde, bin ich lieber getrennt von meinem Herzen. Bin ich lieber ein Mensch, der über Leichen geht und kein Erbarmen kennt.«

Der »nur« Gefühl-Mensch

Er ist sowohl von seinem Kopf/Verstand getrennt als auch von seinem höheren Selbst. Er lebt nur gefühlvoll aus seinem physischen Herzen. Er wird betrogen, belogen, ausgenutzt und enttäuscht. Er gibt alles und ist bald aufgebraucht.

Der 08/15-Mann

Er ist getrennt von seinem höheren Selbst. Er ist fleißig, verlässlich, verantwortungsbewusst und treu. Er ist ein guter Mensch, ein guter Mann. Er verfügt über ein mittleres Einkommen, ist nicht besonders sportlich, und würde nie etwas tun, wovon nicht jeder in seinem Umfeld wissen darf. Er folgt seinem physischen Verstand, der eher mittelmäßig ist. Er hat ein gutes Herz und will das Beste für seine Lebensgefährtin oder Ehefrau, für die Kinder. Er würde nie jemandem absichtlich Schaden zufügen oder mit Worten verletzen. Er folgt nur seinem physischen Bewusstsein – doch das ist eintönig. Immer dasselbe. Tag für Tag. Immer der gleiche Ablauf. Er ist ein Langweiler.

Der Sex mit ihm ist ganz okay. Aber nicht himmlisch geil. Es fehlt die lebendige Energie des höheren Selbst. Er macht nur, folgt einem mechanischen Ablauf.

Es kann sein, dass seiner Frau diese Eintönigkeit mit den Jahren zu langweilig wird. Dass sie Sehnsucht nach mehr Leben bekommt. Nur wenn sie mit ihrem höheren Selbst verbunden ist, spürt sie dieses Leben und kann ihn lieben und sein lassen, wie er ist.

Der Lebemann

Frauen von 08/15-Partnern fahren auf solche Männer ab. Anfangs genießt die Frau die Abwechslung. Seine lockere Einstellung. Seine verwegene Art. Doch bald merkt sie, dass es ihm nur um sich selbst geht. Dass sie ihm nur ein Mittel zum Zweck ist, sein Leben besser zu genießen. Dass er nicht mit seinem höheren Selbst verbunden ist und ihr nichts geben kann. Er fährt mit ihr Achterbahn. Mal lässt er sie hochleben. Dann wieder fallen. Wie er sie gerade braucht. Wenn sich so das Leben anfühlt, dann besser einen 08/15-Mann, denkt sie. Es sei denn, sie ist mit ihrem höheren Selbst verbunden. Dann kann keiner mit ihr Achterbahn fahren. Dann nimmt sie von ihm, was gut und schön ist und ihr guttut, und lässt ihn ansonsten, wie er ist.

Der Maschinenmann

Er ist getrennt vom höheren Selbst. Er ist kein Mann zum Kuscheln, für Wärme und Nähe spüren. Er strahlt Kälte aus. Er funktioniert perfekt wie ein Roboter. Er steht früh auf und ist augenblicklich topfit. Er erfüllt alle seine beruflichen Verpflichtungen mit größter Sorgfalt. Er ist erfolgreich. Er lässt sich nichts zuschulden kommen und sichert sich auch dementsprechend ab. Sein Privatleben ist strikt geregelt. Die Zeit, die er mit seiner Partnerin, Frau, den Kindern verbringt, ist eingeteilt. Er vergisst keinen Hochzeitstag, keinen Geburtstag und ist aus Prinzip treu. Dafür ist er hyperempfindlich, wenn die Frau sagt, was sie möchte und was nicht. Er empfindet es als Vorwurf und kann dann sehr scharf und zynisch werden. Seine Empfindlichkeit verwechselt er mit Herz und Gefühl. Doch sein physisches Herz ist verschlossen. Er lebt nur nach seinem Kopf und Verstand.

Im Bett funktioniert er wie ein Roboter. Er glaubt, auch die Frau sei eine Maschine. Er dreht einmal am Knöpfchen Brustwarze in Erwartung, das Programm Sex zu starten. Er selbst rührt keinen Finger, geschweige denn seine Zunge. Wenn die Frau sich lange genug daran erregt hat, was sie ihm macht, kommt sein Kontrollgriff. Ist sie feucht, meint er, dass sie bereit sei, und dringt in sie ein. Nach wenigem Auf und Ab ist es auch schon wieder vorbei. Danach fragt er, ob es schön war, gibt ihr ein Busserl auf den Mund, dreht sich um und schläft nach wenigen Minuten ein. Richtig küssen kann und will er nicht. Mit dem Busserl muss es genug sein.

Für Liebe und *Grießschmarrn* hat er nichts übrig, wie er sagt. Aber er braucht dreimal die Woche Sex, dauert eh nur wenige Minuten. Meist hat er eine Frau, die hat, was ihm fehlt: Liebe, Wärme und Spontanität. Nur kann er damit nichts anfangen und auch nicht ihre Gefühle annehmen. Er legt sie ihr als Schwäche aus. Der Fehler in der Beziehung ist meist, dass sie ihn als groß und mächtig ansieht und sich ihm immer wieder fügt. Sie wirft ihm vor, ihre Bedürfnisse von liebevoller Zuwendung nicht zu erfüllen, fordert sie aber nicht weiter ein.

Sie sieht ihn falsch! Er ist nicht groß und stark, wie er vorgibt zu sein. Sie lässt sich von seinem Auftreten einschüchtern, leidet unter seiner Herrschaft. Doch in seinem Innersten fühlt er sich klein und schwach. Er wünscht sich eigentlich eine erwachsene Frau mit Autorität, die sich von seinen Unzulänglichkeiten nicht verängstigen lässt. Sich nicht verletzt und gekränkt zurückzieht. Die wie eine Mutter liebevoll, aber bestimmt, von ihm einfordert, was sie sich von ihm wünscht – und was er sie nicht bekommen lässt. In Wahrheit ist er ein Kind. Dass seine Partnerin ihn ablehnt, so wie er ist, ist sein größter Schmerz. Die Frau checkt es nur nicht, weil sie selbst nicht erwachsen ist.

Das Weichei oder der Kuschel-Mann

Er ist von seinem höheren Selbst getrennt. Die Frau weiß oft nicht, was sich schrecklicher anfühlt: ein Mann, wie ein Roboter, ein Maschinenmensch, oder ein Mann, der ihre Nähe, Wärme und Energie sucht, weil er so bedürftig ist, wie ein Kind. »Halte mich, streichle mich, ich möchte mit dir kuscheln!« Auch wenn sie Abstand braucht, vermag er es nicht einzusehen. »Nur ein bisschen berühren, dass ich dich spüren kann!« Er geht ihr unsagbar auf die Nerven. Von Liebe keine Spur. Nur *Grießschmarrn*. Er saugt sie aus wie ein Vampir, wenn sie nicht mit ihrer göttlichen Mitte, der Liebe und Kraft verbunden ist. Er kann die Frau nicht verstehen. Warum ist sie nicht glücklich mit einem Mann, der viel für Streicheln und Kuscheln übrighat, wo sie doch Männer, die nichts dafür übrighaben, nicht leiden mag? Was will sie eigentlich? »Du kannst machen, was du willst, es ist ihr nie recht«, gibt er sich selbst die Antwort.

Der fanatische Mensch

Er bestimmt und weiß, was gut und recht ist. Er verurteilt und bestraft sich selbst und andere. Er lebt nach strengen und starren Prinzipien, die meist aus der Religion oder strengen Gesetzen, die Menschen sich ausgedacht haben, herrühren. Liebe und Mitgefühl haben keinen Platz in seinem Leben.

Der »nur« geile Mann

Er hat ständig den Wunsch und das Bedürfnis nach Berührung und Berührtwerden. »Ich bin im Mangel. Ich brauche. Bitte gib mir!« Am liebsten kreisen seine Gedanken um sexuelle Spielchen, den Antrieb für seine sexuelle Lust. Er ist wie ein Kind, das gerne spielt und jedes Spielzeug und jede neue Idee ausprobieren muss.

Er hat kein Gefühl und Einfühlungsvermögen für die Partnerin. In seiner Nur-Geilheit kann er ziemlich grob sein. Eine betroffene Frau kann sich nur retten, indem sie das wild gewordene »Hündchen« schnell zum Abspritzen bringt. Doch meist ist das gar nicht nötig, weil er von selbst ziemlich schnell kommt.

Eine Frau, verbunden mit ihrem höheren Selbst, geht gerne auf seine außergewöhnlichen Wünsche ein, aber nicht so oft, wie er sich das wünscht. Was immer er sich ausdenkt und sie ihm vielleicht erfüllt, sie hat niemals das Gefühl, richtig guten Sex mit ihm zu haben.

Ein solcher Mann ist gefangen in seiner Sexualität. Ihm fehlt die erotische Energie, die ihn anziehend macht. Er hat eine aufdringliche Ausstrahlung, die sich alleine schon als Vergewaltigung anfühlt und abstoßend wirkt, auch wenn er kein Wort sagt, nur anwesend ist und schaut. Er muss zum Energie-Vampir werden, um sich lebendig zu fühlen. Eine Frau, die nicht den Schutz der göttlichen Liebe, Macht und Kraft aus ihrem höheren Selbst verspürt, verbraucht er bis zum letzten Tropfen Energie.

Die Nymphomanin

Der Begriff Nymphomanin (altgriechisch: nýmphé, »Braut« sowie mania »Wahnsinn/Raserei«) bezeichnete ein gesteigertes Verlangen von Frauen nach Geschlechtsverkehr. Auch wenn diese Formulierung umstritten ist (siehe Wikipedia, Nymphomanie), möchte ich sie hier verwenden. Denn sie steht für mich, ähnlich dem »nur« geilen Mann, für fehlendes Einfühlungsvermögen dem Partner gegenüber. Die Frau ist nur geil, ohne Freude und dem Gefühl von Glück. Sie fühlt sich im Mangel.

Eine solche hypersexuelle Frau ist ein Graus für jeden Mann, der sich erfüllten guten Sex wünscht. Sie kann ihn schon deshalb nicht glücklich machen, weil sie ihm stets das Gefühl gibt, ihr nicht zu genügen.

Der Druck-loswerden-Mann

Er hat sich der Sexualität entsagt. Ihm genügt ein paar Mal auf und ab in der Frau, oder falls der Penis dazu zu weich ist, ein bisschen wichsen mit der Hand. Für ihn ist das Sex. Es geht ihm nur darum, Druck loszuwerden. Kann sein, dass er sagt: »Ich brauche dreimal die Woche Sex!«

Göttlicher Sex

Göttlicher Sex ist physischer Körper verbunden mit dem höheren Selbst. Es ist Sex, wie ihn sich jeder Mann und jede Frau wünscht!

Ein Mann wünscht sich Sex mit Liebe. Er will von der Frau nicht 08/15 abgefertigt werden. Er will ihre göttliche Liebe der Annahme spüren, zusätzlich zum »Service«, den sie ihm bietet. Auch wenn er selbst nur der Geile-, 08/15- oder Druck-loswerden-Mann ist.

Eine Frau wünscht sich Sex, bei dem sie alle Gefühle eines Mannes wie Liebe, Einfühlungsvermögen, Dankbarkeit, Macht und Kraft spürt. Was er sagt oder tut, sollte von innen heraus kommen. Seine Achtung und sein Respekt sollten für die Frau spürbar sein. Er sollte nicht nur physischer Körper, sondern auch mit seinem höheren Selbst verbunden sein.

Der göttliche Mann

Der göttliche Mann ist der Mann, den sich jede Frau wünscht! Er ist von Natur aus fleißig, verantwortungsbewusst, taktvoll und verlässlich, ohne dabei starren Regeln zu folgen. Er folgt nur seinem höheren Selbst. Nie käme er auf den Gedanken, seine Partnerin in irgendeiner Weise zu beleidigen oder herabzusetzen, zu kritisieren und damit *geistigen Ehebruch* zu begehen. Er dient dem Göttlichen in sich und dem Göttlichen in der Partnerin. Sein Körper ist Mittel zum Zweck. Die starren Programmierungen ignoriert er, und auch die falschen Erwartungen, die ein vom höheren Selbst getrennter physischer Körper in sich trägt. Sie würden ihn nur enttäuschen.

Eine Frau fühlt sich in den Armen eines göttlichen Mannes geborgen. Er strahlt Wärme, Liebe, Macht und Kraft aus. Mit ihm gibt es keine Beziehungsdramen. Er begegnet einer Frau selbstbewusst, wie ein Erwachsener.

Um einem göttlichen Mann zu begegnen, muss eine Frau reif sein. Sie muss sich bereits aus der ihr zugewiesenen »Opferrolle« befreit haben. Dann erst wird sie das Glück haben, ihm zu begegnen. Denn er ist ein Geschenk des Himmels – und sie weiß es!

Die göttliche Frau

Die göttliche Frau ist die Frau, die sich jeder Mann wünscht. Sie ist von Natur aus zuverlässig, verantwortungsbewusst, taktvoll und selbstbewusst, ohne dabei starren Regeln zu folgen. Sie folgt nur ihrem höheren Selbst. Nie käme sie auf den Gedanken, ihren Partner in irgendeiner Weise zu beleidigen oder herabzusetzen, zu kritisieren und damit *geistigen Ehebruch* zu begehen. Sie dient dem Göttlichen in sich und dem Göttlichen in dem Partner. Ihr Körper ist Mittel zum Zweck. Die starren Programmierungen ignoriert sie, und auch die falschen Erwartungen, die ein vom höheren Selbst getrennter physischer Körper in sich trägt.

Ein Mann fühlt sich in den Armen einer göttlichen Frau geborgen und verstanden. Sie strahlt Wärme, Liebe, Macht und Kraft aus. Mit ihr gibt es keine Beziehungsdramen. Sie begegnet einem Mann selbstbewusst, wie eine Erwachsene.

Oft lebt ein Mann mit einer göttlichen Frau zusammen, ohne dass es ihm bewusst ist. Schade eigentlich.

Die Entscheidung

Es ist die Entscheidung des physischen Menschen, ob er weiterhin nur ein Gefäß, eine Hülle, ein 08/15-Mensch, oder ein mit der dunklen Macht verbundenes und somit innerlich zerstörtes Individuum bleiben möchte. Oder ob er den Kontakt zu seinem höheren Selbst sucht, um sich zu verbinden, seine Mitte zu finden und endlich selbstbewusst wird. Er sollte sich darüber im Klaren sein, dass es für ihn ohne eine göttliche Verbindung keine wirkliche Sicherheit und keinen Schutz gibt. Wenn er das glaubt, klammert er sich an falsche Vorstellungen.

Besonders in extrem schwierigen Zeiten kann der physische Mensch sich oft nicht dagegen wehren, in Angst zu verfallen. Er verschließt sich somit seinem göttlichen Ich und einer Führung. Denn wenn er keine Verbindung zu seiner Mitte hat und um Hilfe fleht, hört ihn der Himmel nicht. Er müsste stattdessen sagen: »Auch wenn ich als physischer Mensch Angst habe, weiß ich, dass mein göttliches Ich, mein Erwachsener, in Kontakt mit dem Himmel steht und bereit ist, mich zu führen. Ich habe Vertrauen.«

Es geht nicht um Materie. Es geht einzig und alleine darum, für keinen Augenblick den Kontakt zum göttlichen Ich zu verlieren und verbunden zu bleiben. Egal, wie es scheint. Es wäre fatal, irgendwann zu sagen: »Jetzt kann ich aber kein Vertrauen mehr in mein göttliches Ich haben, denn es ist immer noch nicht so, wie ich physischer Mensch es mir gewünscht und vorgestellt habe.« Der physische Mensch würde sich damit über diese höhere Instanz stellen. Doch dieser Platz gebührt ihm nicht!

Er kann nur immer wieder sagen: »Auch wenn ich es nicht verstehe, auch wenn ich es nicht begreife, auch wenn ich Angst habe, habe ich Vertrauen. Mein göttliches Ich weiß. Mein göttliches Ich kann. Gemeinsam mit ihm brauche ich mich vor nichts zu fürchten.

Wenn der physische Mensch es in seinem jetzigen Leben schafft, so zu denken, und sich wenigstens mit einem von ihm getrennten göttlichen Teil verbindet, hat er eine wichtige Aufgabe geschafft, die ihm das Leben gestellt hat. Siehe hierzu auch: Der physische Mensch – ein Puzzle.

Den anderen nehmen, wie er ist

Hat ein Mann, der nur kopflastig ist und nicht mit seinem physischen Herzen und höheren Selbst verbunden ist, eine Partnerin, die nur mit ihrem physischen Herzen verbunden ist – getrennt von Kopf und Verstand und ihrem höheren Selbst – so ist eine Verständigung fast unmöglich. Sie reden aneinander vorbei. Was immer er sagt, klingt in ihren Ohren gefühllos und roh, ohne Einfühlungsvermögen und Liebe.

Wenn sie ihm das vorwirft, wiegelt er ab. Es kränkt ihn. Denn er liebt und schätzt seine Frau und hat sehr wohl Gefühle für sie. Er wünscht sich sogar sehnlichst, für sie der Richtige zu sein. Dass sie ihn so nimmt, wie er ist. Und dass sie anerkennt, was er für sie tut. Aus seiner Sicht gibt er alles, was er zu geben vermag.

Doch *alles* bedeutet ihr nichts. Sie will sein Gefühl und sein Herz spüren. Leider wird sie das nicht können, weil er nicht damit verbunden ist.

Oder umgekehrt. Eine kopflastige Frau lebt mit einem gefühlvollen Mann, der nicht mit seinem Kopf/Verstand und seinem höheren Selbst verbunden ist. Seine Gefühlsduselei regt sie auf. Das, was er von ihr erwartet, kann sie ihm nicht geben. Er wiederum spürt ihre Liebe nicht. Was sie sagt, klingt für ihn hart und herzlos. Sie reden aneinander vorbei. Der Kopf redet zum anderen Kopf, der verschlossen ist. Das Herz redet zum anderen Herzen, einem Herzen aus Stein.

Sobald der physische Mensch die Absicht hat, sich mit seinem höheren Selbst zu verbinden, hilft es ihm, sich zu erweitern und zu entwickeln. Er kann dann das, was er am Partner am meisten verurteilt, erkennen. Somit hat der Partner ihm gedient.

Schafft es einer der beiden Partner, eine Eigenschaft, die ihm fehlt, anzunehmen und zu verbinden, so ist es möglich, dass die partnerschaftliche Beziehung für ihn damit zu Ende ist. Die Aufgabe ist erfüllt. Oder aber, und das wäre der günstigere Fall, es ist in der Partnerschaft ein gegenseitiges

Verstehen möglich geworden, auch wenn der andere die Notwendigkeit einer Verbindung nicht erkennt oder gar abgelehnt hat.

Erst wenn die Verbindung Kopf/Verstand und physisches Herz hergestellt ist, folgt die Verbindung zum höheren Selbst. Verbunden muss ich den Partner nicht mehr ablehnen und verurteilen. Ich muss ihn aber auch nicht lieben. Ich lasse ihn, wie er ist. Mithilfe meines göttlichen Ichs, meinem Erwachsenen, sehe ich nur das, was schön und gut ist, und übersehe und überhöre alles andere, ignoriere es einfach. Es hat für mich keine Wahrheit, keine Gültigkeit mehr, ist für mich Luft und eine Illusion.

Einfach nur lieben

Jeder Mann wünscht sich eine »göttliche Frau«, eine Geliebte. Jede Frau wünscht sich einen »göttlichen Mann«, einen Geliebten, mit dem sie himmlisch geilen Sex haben kann und der sie mit all ihren Unzulänglichkeiten liebt. Doch leider erfüllt das Leben nicht allen Männern und Frauen ihre Wünsche. Sie können nur wählen, ob sie nach unzähligen Versuchen frustriert aufgeben und lieber Single bleiben. Oder ob sie sich auf einen Kompromiss einlassen, der sie letztendlich enttäuschen wird. Doch Achtung, diese Enttäuschung ist ein Segen! Sie zeigt auf, wo sich derjenige getäuscht hat. Wo er selbst noch nicht verbunden und somit erwachsen ist.

Wenn Sie als Frau über Ihren Lebenspartner oder Ehemann nachdenken, gibt es sicherlich vieles, was Ihnen gefällt, was Sie an ihm lieben und schätzen. Aber leider nicht alles. Besonders an seiner Sexualität haben Sie so einiges auszusetzen. Natürlich. Denn die Sexualität ist außerhalb seiner Kontrolle, solange er in der Sexualität nicht mit seinem Erwachsenen, seinem göttlichen Ich, verbunden ist.

Sie haben eigentlich gar keine andere Wahl, als sich selbst mit Ihrem göttlichen Ich zu verbinden. Dann sehen Sie den Mann nicht mehr als Bösewicht, können Mitgefühl mit ihm haben und lassen ihn, wie er ist. Sie, eine Geliebte, eine erwachsene Frau, die auch dann noch lieben kann, wenn er die Maske des Göttlichen abgenommen hat und darunter das bedürftige Kind zum Vorschein kommt.

Das Schlimmste für einen Mann wäre, wenn Sie ihn spüren ließen: »Du bist für mich nur ein armes geiles Schwein!« Sie möchten doch auch nicht, dass er über Sie denkt: »Du bist für mich nichts weiter als ein Lustobjekt.« Ein Lustobjekt für das arme geile Schwein, ach du meine Güte!

Sagen Sie sich daher immer wieder: »Ich sehe das göttliche Ich in meinem Mann und in jedem Mann, mit dem ich zusammen bin. Ich habe Respekt, Achtung und Wertschätzung für ihn.« Er bleibt dann zwar immer noch das arme geile Schwein, doch das ist Ihnen egal. Sie sehen das göttliche Ich in ihm und sind somit in der Lage, ihn anzunehmen, wie er ist. Sie können seine Geliebte sein! Und er hat das Gefühl, richtig guten geilen Sex mit Ihnen zu haben. Das macht ihn glücklich. Das macht Sie glücklich. Und so sind Sie beide glücklich. So einfach kann manchmal die Liebe sein.

Die Maske des göttlichen Mannes

Respekt, Wertschätzung und Achtung, die nicht vom höheren Selbst kommen

Auch wenn ein Mann noch im Machtspiel der Unterdrückung gefangen ist, so weiß er sehr wohl, dass er damit keine Frau für sich gewinnen kann. Er muss eine Maske aufsetzen, damit sie glaubt, dass er ihr Respekt, Wertschätzung, Achtung und Bewunderung entgegenbringt, um sie für sich zu gewinnen: die Maske des göttlichen Mannes. Hat er die Frau dann so weit, dass sie alles für ihn tun würde, besteht für ihn keine Notwendigkeit mehr, die Maske zu tragen. Er nimmt sie ab und darunter kommt das Kind zum Vorschein.

Das zieht der Frau den Boden unter den Füßen weg und sie tut alles, um ihn wieder zu diesem göttlichen Mann zu machen, für den er sich ausgegeben hat. Doch er ist ein Kind. Und sie ist ein Kind.

Vielleicht seufzen Sie jetzt, sagen: »Ach, in fast jeder Beziehung läuft es doch so!« Da gebe ich Ihnen recht. Sobald er sie »hat«, stellt er seine Bemühungen ein. Machtspiele vollziehen sich meist subtil. Die Frau wird sich diesen kaum bewusst. Tatsächlich ist es eher selten, dass eine offensichtliche Unterdrückung zum Vorschein kommt. Und wenn doch, wird gewünscht, gestritten, verziehen, geliebt, alles in der Hoffnung, nur ja nicht verlassen zu werden.

Dies gilt es, zu erkennen und notfalls die Konsequenzen daraus zu ziehen. Lieber ein Ende mit Schrecken …, Sie wissen, was ich meine.

Die spirituelle Vorbereitung auf himmlisch geilen Sex

Vor der Begegnung. Du bist über dein höheres Selbst mit dem Himmel verbunden

Atme tief ein und aus. Fühle dich in deiner Mitte der Ruhe und Gelassenheit. Stell dir nun vor, dass du durch die Verbindung mit deinem höheren Selbst über eine Lichtsäule mit dem Himmel verbunden bist. Stell dir weiterhin vor, wie die Energien von göttlicher Liebe, Freude, Lachen und Glückseligkeit von der Lichtsäule herab zu deinem Kronenchakra oberhalb deines Kopfes und von dort in jede deiner Zellen fließen. Jede Zelle ist ein Teil des Universums. Millionen von Zellen füllen sich nun mit diesen Energien, bis sie randvoll sind und überfließen vor Liebe, Freude, Lachen und Glückseligkeit.

Begrüße nun auch das höhere Selbst in deinem Partner. Sag ihm im Geist, wie sehr du dich auf die Begegnung mit ihm freust.

Die physische Vorbereitung auf himmlisch geilen Sex

Oft ergibt sich Sex spontan, das ist aufregend und schön. Doch ebenso schön ist es, fast noch schöner, immer mal wieder eine feste Zeit für ein Liebesspiel zu vereinbaren, um sich bewusst auf die Liebe vorzubereiten. Das baut sexuelle Energien auf. Sex wird zu etwas Besonderem, zu einem Ritual. Ein für eine bestimmte Uhrzeit ausgemachter Sex hat was!

Wenn sich Sex spontan ergibt, dann solltest du dir als Frau sicher sein, dass der Mann, wenn er geil ist, deinen Geruch so mag, wie er ist. Es passt schon. Du kannst natürlich entscheiden, ob du das auch geil findest und ihm weiter näherkommen willst. Vielleicht gefällt dir seine göttliche Ausstrahlung, vielleicht riecht er von Natur aus gut. Dann lass dich darauf ein und genieße einfach.

Wenn du Zeit hast, dich auf den Sex vorzubereiten, dann putze deine Zähne, spüle mit einem Mundwasser nach, rasiere dich unter den Armen, dusche oder wasche dich, benutze ein Deodorant. Rasiere die Muschi oder wenn du das nicht magst, kürze die Schamhaare. Wenn du duschst oder dich wäschst, wasche den Intimbereich mit einem milden Schaum von der Scheide bis zum Anus. Schminke dein Gesicht ein wenig, tupfe je einen Tropfen Parfüm hinter die Ohren.

Erinnere dich: Sex ist ein Spiel. Du darfst spielen! Es ist wie eine Rolle, in die du schlüpfst. Schlüpfe in die Rolle der Geliebten, sei selbstbewusst. Ziehe erotische Unterwäsche an. Trage, wenn es dir gefällt, Stilettos oder Pumps mit Strümpfen und Strapsen. Spüre die Verbindung von dem Kind, das du bist, mit dem Erwachsenen in dir, deinem höheren Selbst. Spüre dich sinnlich und schön.

Schaffe eine angenehme Atmosphäre mit sanfter Beleuchtung, Kerzenlicht und leiser Musik. Und dann freue dich auf ihn!

Der Mann sollte pünktlich sein. Nicht zu früh, dann ist die erotische Atmosphäre noch nicht geschaffen und die Frau noch nicht in die Rolle der Geliebten geschlüpft. Und keinesfalls zu spät, dann hat die aufgebaute Energie schon wieder nachgelassen. Zudem wirkt Zuspätkommen respektlos, in unserem Kulturkreis jedenfalls.

Der Mann hat sich auf das Treffen sorgfältig vorbereitet, die Schamhaare gekürzt oder wegrasiert, damit sie beim Oralverkehr nicht stören. Er hat geduscht oder sich gewaschen und ein Deo in die Achselhöhlen aufgetragen. Er hat besonders den Analbereich mit Seife oder Duschgel frisch gewaschen, denn er weiß, dass der Geruch von Kot nur mit Wasser nicht verschwindet. *Frisch gewaschen* heißt wirklich, unmittelbar davor. Nicht eine Stunde vorher. Denn nach einer Stunde entsteht wieder ein Geruch, den die Geliebte plagen könnte, aber aus Scham nicht ansprechen wird. Es würde die Stimmung stören und den Mann das Gesicht verlieren lassen.

Der Mann ist umsichtig. Bevor das Liebesspiel beginnt, und falls er noch einmal zur Toilette muss, wäscht er sich danach. Er weiß, wenn er nicht genügend Wasser getrunken hat, bleibt ein letzter Tropfen Urin an der Eichel zurück, der ätzend scharf riecht. Er hat Zwiebeln und Knoblauch beim Essen gemieden. Seine Zähne sind frisch geputzt und ein Kaugummi sorgt für frischen Atem.

Vielleicht fühlt der Mann sich ängstlich, passiv oder glaubt, der übertriebene Macher sein zu müssen. Vorsichtshalber verbindet er sich noch einmal bewusst mit seinem Erwachsenen, dem Geliebten in ihm, überlässt sich seiner Führung, Ruhe und Gelassenheit. Als umsichtiger Geliebter hat er die Fähigkeit, mögliche Hemmungen und sexuelle Blockaden der Frau zu erkennen. Er respektiert ihre Grenzen, geht auf sie ein, folgt seinen inneren Impulsen. Er spürt sich verbunden mit seinem höheren Selbst. Er ist in seiner Mitte.

Die Frau ist entspannt. Sie spürt sein Inneres, seine Liebe, fühlt sich angenommen, so wie sie ist. Das bringt das Beste in ihr hervor. Das macht sie glücklich. Das macht ihn glücklich. Und so sind beide glücklich.

Der Geschlechtsakt: himmlisch geil, 08/15 oder die Hölle?

Himmlisch geil

Der Geschlechtsakt ist himmlisch geil, wenn er und sie mit ihrem höheren Selbst verbunden sind und Liebe fließt. Beide wollen den anderen spüren und miteinander eins werden. Die männliche Kraft ist der Penis. Die weibliche Kraft die des Empfangens. Alleine die Tatsache, dass er in ihr ist, erfüllt die Frau mit einem Gefühl der Ekstase.

Der Geschlechtsakt ist ein sexuelles Spiel und alles ist im Fluss, mal langsam, mal schnell, dann wieder tief und sich bewusst spürend, dazu Küsse. Zur Erholung sie lecken oder ihm einen blasen. Weitermachen in einer anderen Stellung. Auch wenn sie geil ist und feucht, eine Handvoll Spucke lässt den Schwanz leichter hineingleiten, besonders wenn ein Kondom benutzt wird. Manchmal ist es gut, wenn sie mit ihren Fingern eine Schiene bildet, damit der Penis beim Vor und Zurück wieder schön hineingleiten kann. Ein herrlicher Tanz. Für den Geliebten und die Geliebte der Himmel auf Erden.

Die Sehnsucht nach himmlisch geilem Sex ist sowohl im Mann als auch in der Frau vorhanden. Gerade die Frau wartet oft ein Leben lang auf den richtigen Mann. Hofft auf Liebe. Doch immer wieder muss sie feststellen: »Es war nur eine Illusion.« Ihre Hoffnungen und Wünsche sind zerplatzt wie eine Seifenblase. Die Realität ist eine andere.

Die Realität ist »nur« ein Mann, ein Frosch. Nicht ein Geliebter, ein Prinz.

Wenn er und sie nicht mit ihrem höheren Selbst verbunden sind, empfindet die Frau seine Liebkosungen sowie seine Potenz und Ausdauer nicht als befriedigend, nur als höchst anstrengend. Der Sex gibt ihr nichts. In dem Moment, wo er abgespritzt hat, ist es für ihn vorbei.

Ist er jedoch verbunden, kümmert es ihn nicht, ob er abgespritzt hat oder nicht. Die Frau ist erleichtert, denn sie spürt seine Liebe und Sinnlichkeit. Alles verläuft ohne Stress und sie haben himmlisch geilen Sex.

08/15-Sex

Der Geschlechtsakt ist 08/15, wenn die Frau zwar mit ihrem höheren Selbst verbunden ist, Sex aber nicht besonders mag, sich verpflichtet fühlt oder meint, er gehöre halt zu einer guten Beziehung oder Ehe dazu. Sie lässt ihn über sich ergehen. Der Mann sagt dann über die Frau: »Sie hat keine Liebe für mich. Da kann ich mir auch ein Loch in die Matratze schneiden und dahinein ficken.«

Die Hölle

Der Geschlechtsakt ist für eine Frau die Hölle, wenn sie Sex ablehnt und nicht mit ihrem höheren Selbst verbunden ist. Oder wenn der Mann nur geil ist und sie sich in einer Abhängigkeit von ihm befindet, ohne einen Ausweg zu sehen. Jeder Akt wird dann wie eine Vergewaltigung empfunden. Je potenter der Mann ist, umso schlimmer. Lieber wäre es ihr, wenn er schnell fertig würde.

Die Eigenarten des Mannes

Verbunden mit ihrem höheren Selbst, als Erwachsene und Geliebte, geht die Frau gelassen mit den Eigenarten des Mannes um. Sie kennt den Stressfaktor Nummer eins nur zu gut: die Angst um seine Potenz. Sie weiß, dass er denkt: »Ich kann meine Frau nur mit meinem Penis befriedigen. Ein Abschluss muss unbedingt sein.« Sie sieht ihm den Druck, dem er sich aussetzt, zwei-, dreimal abspritzen zu müssen, förmlich an. Das ist Stress für ihn. Stress für sie. Er sagt sich nicht: »Ich will guten Sex haben.« Sondern er plant von Anfang an, mindestens zweimal abzuspritzen.

Der Geliebten ist das egal. Hauptsache, er hat seine Freude. Dann holt sie ihm halt einen runter, damit er noch einmal kommt. Doch sie hat ein Gespür dafür entwickelt, ob ein zweiter Abschluss überhaupt möglich ist oder nicht. Ist es nicht möglich, sein Säckchen erneut zu füllen, dann sagt sie ihm das in liebevollem Ton. Falls er nicht selbst drum bittet, aufzuhören, weil er einsehen muss, dass es nicht mehr geht.

Die Geliebte weiß auch um den Irrglauben, dass so mancher Mann noch immer denkt, eine Frau will nur »tüchtig durchgefickt werden.«

Und sie kennt den Typus Mann, der schon einen Schritt weiter ist, davon überzeugt, dass die Befriedigung einer Frau nur über das Stimulieren des Kitzlers funktioniert. Fast kein Mann lässt heutzutage beim Sex den Kitzler aus. Und tatsächlich. Reibt er ihn nur lange genug, tritt Scheidenflüssigkeit aus, kommt es vielleicht sogar zu Zuckungen. Dann ist er der glücklichste Mann der Welt, denn er glaubt, seine Frau befriedigt zu haben.

Wirklich?

Ich sage: »Die Frau kann nur durch die Liebe, die sie spürt, befriedigt werden!« Damit meine ich aber nicht die kindliche Liebe eines Erwachsenen. Ich meine die Verbundenheit mit dem höheren Selbst. Alles andere ist eine Illusion von Liebe.

Probleme, wo keine sind

Sind sowohl Mann und Frau mit ihrem höheren Selbst verbunden, spürt die Frau seine Liebe – und er die ihre – und es spielt keine Rolle, ob sein Penis gut steht oder nicht. War der Mann nie getrennt von seinem göttlichen Ich, kennt er sowieso keine Potenzprobleme. Er hat Vertrauen in das natürliche Auf und Ab, in das, was sich von selbst ergibt. Eine vorübergehende Schwäche ist meist normal und wird erst durch Angst und Sorge manifestiert.

Er weiß um den richtigen Zeitpunkt für einen Abschluss, der jeweils von der Situation abhängig ist. Mal ist es ein Quickie. Mal ein inniges Sich-Spüren. Mal ist nur wenig Zeit. Dann wieder ein ganzer Abend.

Die Trennung vom höheren Selbst und eine falsche Programmierung beim Mann haben Probleme geschaffen, wo keine sind. »Kann ich überhaupt? Und wenn ja, wie lange? Ist mein Penis auch groß und stark? Hoffentlich komme ich nicht zu früh …!« Alles unsinnige Gedanken, die der Erotik ihre Sinnlichkeit nehmen und den Sex zu einer komplizierten Angelegenheit machen. Die Potenz ist nicht wichtig. Und auch nicht, zu einem Abschluss zu kommen. Verbunden mit dem höheren Selbst werden Mann und Frau erst wirklich frei für die Liebe.

Leider wird die Zunahme von schwächelnder Potenz und dem sogenannten Burn-out-Syndrom nicht wirklich verstanden. Auch nicht die Ursachen von Depressionen, die nichts anderes sind, als ein Ruf der Seele, endlich in den physischen Körper eingelassen zu werden. Sie sind ein Wegweiser, auf dem steht: »Achtung. Achtung. Du bist nicht mit deinem höheren Selbst verbunden. Dadurch fehlt dir die Energie der Liebe, Macht und Kraft nicht nur für deinen Penis, um ein göttliches Instrument zur werden, zur Freude deiner Frau oder Geliebten – und zu deiner Freude –, sondern auch für dein Leben!«

Bei einem Auto geht ein Lämpchen an, wenn etwas defekt ist. Dem Mann verabreicht der Arzt oder die Ärztin Potenzmittel für eine bessere Erektion und Tabletten gegen sein Burn-out-Syndrom. Die helfen aber genauso wenig, als würde man beim Auto das blinkende Lämpchen herausdrehen und weiterfahren, in der Hoffnung, das Problem sei gelöst.

Dem Mann in einem stressigen Job, verbunden mit seinem höheren Selbst der Liebe, Kraft und Macht, steht Energie uneingeschränkt zur Verfügung. Für ihn ist seine Arbeit eine Freude, aber kein Stress oder Druck. Ist er nicht mit seinem göttlichen Ich verbunden, verbraucht sich seine physische Substanz schnell, sodass er bald ein körperliches Wrack ist. Eine Frau, die ihre Mitte gefunden hat, könnte einem solchen Mann eine Kraftquelle sein. Leider steht sie ihm in der heutigen Zeit, wo sie nur mehr einen göttlichen Mann akzeptiert, kaum mehr zur Verfügung. Oder sie steckt selbst in einem stressigen Job, ohne Verbindung zu ihrer Mitte, zeigt noch mehr Härte als der Mann.

Der Mann kann nichts für seine Programmierung

Der Mann kann für seine Sexualität so wenig wie ein Computer. Er ist abhängig davon, wie er programmiert wurde. Er hat auch selbst keine Vorstellung von Sex und wie er zu sein hat. Er nimmt als gegeben hin, was in ihm ist. Nur sein höheres Selbst könnte ihn über seine Begrenzungen hinausführen. Ihn mit Wahrheit programmieren, sodass das alte Programm gelöscht würde. Eine wahre Programmierung würde den Mann aus dem Gefängnis, dass Sex Sünde ist, hin zur Freiheit der Sexualität führen. Oder aus der falschen Freiheit der grenzenlosen Gier, die immer mehr in den Mangel führt anstatt in die wahre Freiheit. Doch leider passiert das meistens nicht, weil er sich dem Göttlichen verschließt.

Seine Rettung ist also nur eine Frau, die mit ihrem höheren Selbst verbunden ist. Nur sie kann ihm eine Geliebte, eine Göttin der Liebe sein. Nur sie beherrscht die Kunst, mit seiner »oft schwierigen und beschränkten Sexualität« umzugehen und ihn glücklich zu machen. Er ist meist mit wenig zufrieden, weil er vom großen Ganzen der Sexualität nichts weiß.

Ist die Frau aber selbst noch ein Kind mit all ihren falschen Beschränkungen, empfindet sie für ihn eine bedürftige Liebe, die ebenfalls *braucht*. Und erhofft sich von ihm göttliche Liebe, die er nicht zu geben in der Lage ist. So kommt sie sich enttäuscht und im schlimmsten Fall vergewaltigt vor, auch wenn keine Gewalt im Spiel ist. Er hat sie genommen, ohne dass sie seine Liebe gespürt hat, das ist alles. In einer Ehe oder Beziehung passiert so etwas Tag für Tag, so lange, bis sie nicht mehr will und sich verweigert.

Das Göttliche in sich selber finden

Wenn eine Frau durch alle Enttäuschungen gegangen und all ihrer Illusionen, Hoffnungen und Wünsche beraubt ist, hört sie auf, vom Mann die göttliche Liebe zu erwarten. Sie findet sie dann in sich selber. Sie wird zu einer erwachsenen Frau, einer Geliebten, die den Mann so lieben kann, wie er ist.

Der Mann ist immer auf der Suche nach einer solchen Frau. Für ihn nur dumm, dass er sich eine solche nicht mit Geld kaufen kann. Und auch sein vermeintlicher Reichtum nützt ihm nichts, Liebe ist nicht käuflich. Wenn er keine Verbindung zu seinem höheren Selbst hat, fehlt ihm die erotische Ausstrahlung, die ihn für sie anziehend macht. Er hat der Frau nichts zu geben. Er ist nur ein bedürftiges Kind, das braucht.

Sexuelle Störungen und Potenzmittel

Ein paar Zahlen gefällig?

Im Jahre 2001 wurde in 28 Ländern durch ein renommiertes Institut eine Erhebung zum Thema Sexualität durchgeführt. Auch wenn die länderübergreifende Studie schon einige Jahre her ist, zeigt sie doch, dass sexuelle Funktionsstörungen sehr häufig sind und echten Leidensdruck erzeugen. Sie sind im Laufe der Jahre bestimmt nicht weniger geworden. Befragt wurden 26.000 Teilnehmer. 44 % der Frauen und 49 % der Männer litten demnach innerhalb der letzten zwölf Monate unter sexuellen Störungen, die länger als zwei Monate anhielten.

Warum schreibe ich das?

Ich schreibe das, um zu sagen: »Bitte, liebe Frauen und Männer, liegt nicht einfach nur mundtot und stocksteif da, sondern bringt zum Ausdruck, dass ihr gestreichelt und liebkost werden möchtet. Selbst eine Katze schnurrt und zeigt, dass es ihr gefällt, gekrault zu werden. Und ihr, liebe Männer, hört endlich auf, eurer Erektion einen so hohen Stellenwert zu geben. Als ob es nur darum ginge, mein Gott. Es ist eure Geilheit, euer Begehren, eure Lust zu berühren und berührt zu werden, die einer Frau sooo guttut und sie glücklich macht.

Potenzmittel aus Sicht des Mannes

Der Mann fragt sich: »Geh ich das Risiko ein, irgendwann vielleicht einen Herzkasperl zu kriegen, oder will ich sexuelles Vergnügen haben?« Nach einigem Hin und Her entscheidet er sich für das Risiko und setzt auf Viagra, Cialis, Levitra oder ein anderes Produkt zur Behandlung seiner *erektilen Dysfunktion*, wie es medizinisch heißt.

Der Frau gefällt das nicht. Sie sagt: »Nein, kein Viagra!«

»Ja, warum denn nicht?«, fragen wir uns als Leser.

»Weil dann nicht ich es bin, warum *er* steht.«

Ja, ist die Frau deppert, weil sie ihm seine Hoffnung, wieder ein »potenter«

Kerl zu sein, nimmt? Oder hat *er* einen Vogel, weil er sich auf Potenzmittel und deren vermeintliche Nebenwirkungen einlässt?

Ich sage: Viagra ist ein Segen. Ebenso wie Antibiotika ein Segen für die Menschheit ist. Leider wird Antibiotikum viel zu oft für relativ harmlose Erkrankungen verschrieben und eingesetzt. Mit Viagra verhält es sich ähnlich. Bald denkt der Mann, dass ohne die schrillen blauen Pillen gar nichts mehr geht. 30 Millionen Menschen weltweit sollen das Produkt regelmäßig nehmen. Deshalb wünsche ich mir eine gezielte Dosierung.

Entscheidet sich der Mann also, Viagra für einige Zeit zu nehmen, dann sollte es ihn nicht kümmern, wenn seine Frau ein Selbstwertproblem damit hat. Er kann ihr nur versichern, dass ihre Befürchtung nicht stimmt und er sie sehr wohl begehrenswert findet. Er sie aber auch wieder mal anständig ficken will.

Eine Frau sollte es nicht auf sich beziehen, wenn der Penis des Mannes keine oder eine schwächelnde Erektion zeigt. Tut sie das, dann ist der Teil in ihr noch nicht mit ihrem höheren Selbst verbunden. Sie hat dann noch kein Selbstbewusstsein.

Es liegt an der Programmierung des Mannes, wenn er meint, ein vorzeitiger Samenerguss sei ein Problem. Er könnte sich stattdessen sagen: »So, der erste Druck ist erst mal weg, kurze Erholung und dann geht es weiter.«

Oder: »Mach dich nicht verrückt. Lass es sich einfach entwickeln.« Die Erektion ist ja nur eine Funktion, die hat nichts mit der inneren Einstellung zu tun. Denn wenn er schon zu Anfang glaubt, er kriegt ihn nicht steif, dann kriegt er ihn auch nicht steif.

Ein Mann hat grundsätzlich Lust am sexuellen Spiel und an Berührungen. Selbst wenn sein Penis klein und schlaff ist, ist er sehr wohl geil, mag berührt, massiert und gewichst werden. Abspritzen kann er meist auch immer, außer nach einer Prostataoperation, wenn der Samenerguss nach innen geht. Selbst über neunzig Jahre alte Männer haben noch Lust und Begehren, ganz unabhängig von der Erektion. Sie wünschen sich, wie alle anderen Männer, eine Frau, die ihren Schwanz in die Hand nimmt und sie die Frauen im Gegenzug berühren und streicheln dürfen.

Den Orgasmus der Frau nicht überbewerten

Ein Orgasmus drückt das Ende von vorangegangenen zärtlichen Berührungen aus, an Stellen, an denen diese als besonders intensiv empfunden werden. Der Mann sollte einfach vertrauen, wenn die Frau ihre Empfindungen zeigt. Auch nach ihrem Ermessen ein Ende zum Ausdruck bringt. Sie tut das nicht, um ihm »Glanz« zu verleihen. Es gehört einfach zum sexuellen Spiel dazu. Weder sollte er sich freudestrahlend auf die Schulter klopfen, sagen: »Mann, bin ich gut!« Noch sollte er ihr Fragen stellen, wie: »Sag mal, war dein Orgasmus wirklich echt?« Es ist, was es ist. Sie hat seine Berührungen genossen. Das Spiel kann, wenn beide es wollen, von Neuem beginnen!

Wenn die Frau erst üben muss, ihren Empfindungen Ausdruck zu verleihen, so heißt das weder, dass sie frigide ist, noch dass er versagt hat. Sie hat nur nicht zeigen und ausdrücken können. Jeder sollte den anderen, so wie er sich in seinen Gefühlen zeigt, respektieren.

Das sexuelle Spiel gut zu spielen, ist keine Lüge, sondern ein Spiel. Das Spiel nicht zu beherrschen, ist ebenfalls keine Lüge, sondern nur ein schlechtes Spiel. Der Mann sollte die Bereitschaft der Frau, seine Liebe anzunehmen, anerkennen. Und die Frau sollte anerkennen, dass er ihr seine Liebe schenkt. Sex ist Ausdruck, Liebe geben und empfangen zu wollen.

Es gibt auch Männer, die liegen, während sie von der Frau verwöhnt oder geritten werden, wie tot da. Diese Männer genießen zwar, spielen aber nicht gut mit. Schön wäre es für die Frau, wenn er ihr durch leichtes Stöhnen oder durch Lebendigkeit seines Körpers zeigen würde, wie sich seine Geilheit steigert. Um dann schließlich ein Zeichen zu geben: »Halt. Stopp. Genug.« Denn er will ja noch nicht das absolute Ende. Es ist lediglich ein vorläufiger Höhepunkt erreicht.

Sexlügen

Haben Sie schon einmal beim Sex gelogen? Na? Beim Orgasmus vielleicht? Bei der Zahl Ihrer Sexualpartner(innen)? Beim vermeintlichen Spaß im Bett, den Sie aber nicht hatten? Eine der häufigsten Sexlügen ist die vom Orgasmus, das wissen Sie vielleicht selbst aus eigener Erfahrung. Wir Frauen können ihn vorspielen, wenn wir das wollen. Denken Sie nur an den Film *Harry und Sally* (1989). Eine der berühmtesten Szenen ist die, als Harry mit Sally im Restaurant sitzt und er behauptet, dass ihm keine Frau einen Orgasmus vorspielen könne. Sally behauptet das Gegenteil und zeigt ihm, wie es geht. Danach verlangt die ältere Dame vom Nebentisch bei der Bedienung: »... genau das, was sie hatte!«

In Schlafzimmern wird gelogen, dass sich die Balken biegen. Und bei so manchen Frauen und der Orgasmuslüge brechen sie gleich. Nur überaus sensible Männer merken, dass sie gar keinen gehabt hat. Aber ist ein Orgasmus wirklich so wichtig?

Ich finde, es geht um etwas anderes. Wenn der Mann es präzise formulieren könnte, so würde er sagen: »Ich kann bei ihr keine Echtheit, keine Liebe, kein Gefühl, das von innen kommt, spüren. Ihr Service fühlt sich mechanisch an. Ihr Gestöhne wirkt auf mich einstudiert.« Tatsächlich fehlt der Frau die Verbindung zu ihrer wahren Mitte. Ist diese jedoch für ihn zu spüren, so kann sie machen, was sie will. Es fühlt sich dann alles aufrichtig, gut und voller Liebe an.

Aids und andere Geschlechtskrankheiten

Seit 1981 ist AIDS als eigenständige Krankheit anerkannt. Das HI-Virus wird durch Körperflüssigkeiten, Blut, Sperma etc. übertragen. Die häufigsten Infektionswege sind der Vaginal- oder Analverkehr ohne Verwendung von Kondomen, der aufnehmende Oralverkehr, also der Schleimhautkontakt mit Sperma, und so weiter. Das persönliche Risiko einer Infektion mit HIV durch Geschlechtsverkehr hängt von vielen Einflüssen ab. Ich bin aber davon überzeugt, dass, wenn sowohl Mann als auch Frau in der Sexualität mit ihrem höheren Selbst verbunden sind und geführt werden, sich weder Aids noch andere Geschlechtskrankheiten weiter ausbreiten würden. Vielleicht wären sie gar nicht erst entstanden. Warum? Weil wir in Verbindung verantwortungsbewusst mit uns und unserem (Sexual-)Partner umgehen. Wir sind dann weder rücksichtslos, noch egoistisch oder gar leichtsinnig. Ganz im Gegenteil. Wir sind aufmerksam, freudvoll und erfüllt. Wir haben keine Lust auf Affären. Warum auch? Wo uns der Partner doch alles gibt, sowohl aufmerksamer Lebensgefährte als auch sinnlicher Geliebter ist. Verstehen Sie, was ich meine?

Es ist sinnlos, sich auf die Forschung und Entwicklung von Impfstoffen und Medikamenten zu verlassen. Es ist dumm, AIDS oder andere Geschlechtskrankheiten zu ignorieren. Das wäre genauso, wie das Warnlämpchen am Auto einfach herauszudrehen, in der Hoffnung, das Problem damit beseitigt zu haben. Doch es erscheint mir klug, das Warnschild nicht zu übersehen, und auf dem steht: »Sex ohne Verbindung zum höheren Selbst ist nicht optimal. Du hast dann entweder übergroße Angst vor Ansteckung, was einen natürlichen Körperkontakt verhindert, oder du bist rücksichtslos gegen dich selbst und andere.«

Kondome und Safer Sex, na klar!

Das sagt sich so einfach, doch denken Sie immer daran?

Nur wenn Sie und Ihr Partner monogam leben, Ihr Körper frei von Infektionen ist und Sie einen Aidstest gemacht haben, können Sie sicher vor möglichen Risiken sein.

- Es sollte selbstverständlich sein, beim penetrativen Sex ein Kondom zu benutzen, insbesondere bei wechselnden Partnern.
- Der Austausch von Körperflüssigkeiten, so angenehm er sein mag, war schon immer riskant.
- Auch Oralsex ist nicht ohne. Sie als Frau können das Risiko mildern, indem Sie im Zweifel Ihren Partner nicht in Ihren Mund ejakulieren lassen, in jedem Fall nicht sein Sperma schlucken. Ungeschützter Oralsex sollte dann ein Tabu sein, wenn Sie eine offene Wunde im Mund haben oder unter Herpes leiden.

  Analsex ohne Kondom birgt ein relativ hohes Risiko, sich mit HIV zu infizieren. Die Wände des Rektums sind nur eine Zellschicht dünn und können leicht einreißen.Ich empfehle Ihnen zu allen Risiken und zur Prävention Fachliteratur. Oder sprechen Sie mit Ihrem Arzt oder Gynäkologen.

Teil 2 – Sexuelle Praktiken

Ich möchte diesen Teil des Buches mit den Worten einer meiner Seminarleiter einleiten: »Sexuelle Praktiken. Alles ist möglich. Ja, hört genau zu, was ich sage: alles! Nur die Würde darf niemals verletzt werden! Weder die meine, noch die des anderen. Denn die Würde ist der Zauber, den jeden Menschen umgibt. Nimmt man ihm diese, steht er nackt da. Sein Zauber ist verflogen und damit auch die Liebe. Wenn es nicht gelingt, seine Würde wieder herzustellen, wird er gehen. Dahin, wo seine Würde gewahrt bleibt.«

Küssen ist nicht gleich küssen

Es gibt nichts Schöneres, als zu küssen. Und es gibt nichts Schrecklicheres. Denn Küssen ist viel intimer als ein Geschlechtsakt. So nah am anderen Gesicht fühlt man sich nackt.

Wie der Penis des Mannes so ist der Mund, die Zunge, ein göttliches Lustinstrument, das den Partner oder die Partnerin im Innersten berührt. Wir merken intuitiv, wenn uns jemand küssen will. Unser Körper reagiert sofort. Die Lippen werden dunkler und füllen sich mit Blut, sie schwellen an, werden sensibler. Vielleicht haben Sie schon einmal bemerkt, wie Sie sich vor einem Kuss intuitiv die Lippen geleckt haben, damit sie feuchter und sinnlicher werden.

Ein Kuss ist ein leidenschaftliches Ineinander-Verschmelzen, das im ganzen Körper als Liebesenergie ausgestrahlt und empfangen wird. Solange Ihr Geliebter mit seinem höheren Selbst verbunden ist, fühlt sich jeder seiner Küsse gut an, auch wenn er sich noch nicht für das Küssen geöffnet hat, zurückhaltend ist und nur ein wenig Ihre Zunge berührt. Denn es ist ratsam, die Zunge zunächst verhalten einzusetzen, solange nicht feststeht, ob sie im Mund des anderen auch willkommen ist.

Und keine falsche Scheu, falls Sie eine Zahnspange, Zahnprothese oder Ähnliches tragen. Auf inniges Küssen müssen Sie deswegen nicht verzichten. Sie spielen keine Rolle und werden vom Partner kaum wahrgenommen.

Mechanisches Küssen

Der Mann ist nicht mit seinem höheren Selbst verbunden. Aber er will küssen. Er trägt eine Programmierung in sich, wie küssen sein sollte – und der folgt er. Seine Zunge ist nur eine Zunge. Ihr fehlt die Energie, ein Lustinstrument zu sein. Vielleicht stößt er nur zaghaft die Zunge seiner Partnerin an, vor und zurück, wie eine giftige Viper. Vielleicht glaubt er, er sei ein guter und leidenschaftlicher Küsser, wenn er die Frau fast mit der Zunge erstickt. Noch schlimmer, wenn er seine Zunge mit Affengeschwindigkeit und viel zu festem Druck in ihren Mund rammt und dort kreisen lässt. Er glaubt auch, es gehöre sich für einen guten Küsser, wenn er den Kopf der Frau mit einer Hand fest packt und seine Lippen auf die ihren presst. Vielleicht wedelt er mit seiner Zunge eine Zeit lang gleichbleibend hin und her. Oder er berührt außerhalb ihres Mundes nur die Zungenspitze ein wenig.

Wenn die Partnerin mit ihrem höheren Selbst verbunden ist, registriert sie es nur. Es macht ihr nichts aus. Ich könnte auch sagen, sie hält dem stand. Mehr aber auch nicht. Das Küssen gibt ihr nichts, aber sie freut sich, dass es ihn erfreut.

Wenn die Partnerin nicht mit ihrem höheren Selbst verbunden ist, empfindet sie das Küssen als grauenhaft, kaum auszuhalten und fast wie eine Vergewaltigung. Kann sie wählen, verzichtet sie auf seine Küsse. Ich erinnere mich an eine Klientin, die einmal über ihren Liebhaber sagte: »Es fällt mir leichter, die Augen zu schließen und zu ignorieren, dass er mit seinem Penis in meine Vagina rein- und rausfährt, als ihn mit seiner Zunge unmittelbar in meinem Gesicht und in meinem Mund zu wissen.«

Himmlisches Küssen

Ich besuchte vor einiger Zeit ein Seminar »Göttlicher Sex, die Verbindung mit der göttlichen Persönlichkeit.« Die Seminarleiterin gab uns, allesamt Frauen, Anweisungen zum *richtigen* Küssen. Und nicht nur das. Wir probierten die richtige Kusstechnik an sogenannten Probanden aus, sympathischen jungen Männern, die uns in angenehmer Atmosphäre und bei gedämpftem Licht jeweils gegenüberstanden. Sie sagte: »Sei dir vor einem Kuss bewusst, dass du mit deinem göttlichen Ich verbunden bist, und folge ihm. Begrüße nun in Gedanken das göttliche Ich in deinem Gegenüber. Nähere dich ihm, spüre seinen Körper dicht vor deinem. Umarme ihn, wie es für dich und den Augenblick angenehm ist. Lass deine Hände seinen Körper entlangstreicheln bis hinauf zu seinem Kopf. Streichele über seine Haare und berühre mit deinen Lippen die seinen.

Begrüße nun sanft und liebkosend seine Lippen, seine Zunge. Bleib in der zärtlichen Begrüßung, bis dir dein Gefühl einen Weg für ein inniges Küssen weist. Lass dich von deiner Kreativität leiten, aber bleib in deiner Aufmerksamkeit, was bedeutet: Du fühlst dich wie in einer Meditation, leicht abgehoben, nimmst jedoch die erotische Energie des Küssens wahr, folgst den Impulsen und deinem inneren Fluss.

Küssen ist ein gemeinsames Spiel. Auch Hände und Körper folgen dem Fluss, bleiben ruhig oder bewegen sich. Vergiss aber nie, dass dein Gegenüber ein Mann ist. Küssen ist für ihn wunderschön, solange sein Penis dabei mit dem Körper, mit der Hand, in das Spiel mit einbezogen wird. Und du als Frau hast es gerne, wenn die Wärme seiner Hand deinen Hinterkopf hält. Wenn du nun das Gefühl hast, es wird Zeit, sich von seiner Zunge und seinen Lippen zu lösen, so verabschiede dich, so wie es dir in den Sinn kommt.«

Wir waren danach alle berührt, wie schön Küssen sein kann, standen da mit strahlenden Augen, innerlich vollkommen gelöst. Sabine, eine Teilnehmerin, erzählte, noch immer ergriffen: »Ich küsse leidenschaftlich gerne. Doch mein Mann drückte mir immer nur ein Busserl auf den Mund. Wenn wir Sex machten, bekam ich drei Busserl. Einmal wollte ich ihm das Küssen beibringen, aber er hat mir nur lasch seine Zunge in den Mund gehängt. Das war schrecklich, einfach fürchterlich, sodass ich ihn nie mehr darum gebeten habe, mich richtig zu küssen. Ein anderes Mal habe ich mir von ihm gewünscht, mich oral zu verwöhnen. Aber auch da hat er nur lasch seine Zunge in meine Möse gelegt und es gleich wieder sein lassen.« Sie machte eine Pause, sah in die Runde. Dann lachte sie, aber es schien ihr im Halse stecken zu bleiben, denn sie sagte: »Ich habe mich dann nach vielen Jahren der Entbehrungen in einem gemeinsamen Urlaub von einem anderen küssen lassen. Als mich Peter dabei erwischte, verlangte er sofort die Scheidung. Aber ich wollte mich ja nicht von ihm trennen, er passte als Partner wirklich gut zu mir. Nur das Küssen eben ... Wir blieben dann auch zusammen, doch mein Mann war misstrauisch geworden. Er hatte immer Vertrauen zu mir gehabt, damit war es jetzt vorbei. Er hatte keinen Respekt, keine Achtung mehr vor mir und hat mich in Gedanken und mit Worten kritisiert und herabgesetzt. Fünf Jahre später habe ich dann die Scheidung eingereicht, weil er sich einfach nicht mehr für die Liebe mit mir öffnen konnte. Doch das Dramatische ist ...« Sie stockte einen Moment, dachte nach. »Das Dramatische ist, dass weder er noch ich eine Trennung wirklich wollten, auch wegen der Kinder nicht. Dass ich einem anderen Mann nahegekommen war, hat ihn so sehr verletzt, dass er alles aufs Spiel gesetzt hat. Unser familiäres Glück war ihm letztendlich egal.«

Himmlisch französisch – oder ihm einen blasen

Männer sagen oft: »Ich liebe es französisch. Aber meine Frau will das nicht machen.« Oder sie sagen: »Sie bemüht sich, aber sie nimmt kaum meine Eichel in den Mund. Richtig blasen ist das nicht.«

Kein Wunder, denn im Zellbewusstsein der Frau ist gespeichert: »Der Penis des Mannes ist was Schlechtes, Sündiges, Abstoßendes und Ekelerregendes. Er ist ein Instrument der Unterdrückung, des Machtmissbrauchs, der Gewalt und des Schmerzes.« Eine Frau glaubt, dass alles seelische Leid und jede Enttäuschung vom Penis des Mannes herrührt.

Im Zellbewusstsein des Mannes dagegen sind die Schuldgefühle gespeichert. Sie hindern und blockieren ihn ebenfalls, sodass eine gesunde und natürliche Sexualität zwischen den Geschlechtern kaum möglich ist.

Das Phänomen: Wenn ich mit einem Finger in den Mund hineinfahre, stoße ich an den Rachen. Gar nicht vorstellbar, dass da ein großer dicker Penis Platz finden soll. Und dann noch die Stöße dazu. Völlig unmöglich. Und doch geht es. Der Penis verschwindet vollkommen im Mund. Mit der richtigen Einstellung! Ohne die geht es nicht.

Fahre ich mit einem Finger in die Scheide, ist es ähnlich. Der Finger stößt schnell an die Gebärmutter. Alles fühlt sich eng an. Und doch hat ein großer dicker Penis darin Platz. Verschwindet einfach in der Höhle. Mit der richtigen Einstellung! Mit einer ablehnenden Haltung geht das nicht und die Frau empfindet nur Schmerzen.

Blasen wie Lecken hat was mit Annahme zu tun. Nicht nur den göttlich geistigen Menschen annehmen, sondern auch den physischen Körper, selbst wenn er nicht mit seinem höheren Selbst verbunden ist und nur seiner Programmierung folgt.

Nur die göttliche Frau, die Erwachsene, die Geliebte, kann mit dem Penis, dem »Hündchen«, spielen, selbst wenn es ein Kampfhund ist, ohne sich dabei zu verletzen. Sie kann den Mann sein Gesicht wahren lassen, seine

Hemmungen und Blockaden respektieren. Sie kann sein Herz berühren und ihn im Innersten glücklich machen.

Auf die meisten Männer wirkt schon die Fantasie, einen geblasen zu bekommen, erregend. Der Gedanke an die feuchte, warme, saugende Mundhöhle und eine neugierige Zunge macht sie an.

Keine Angst vor Unterdrückungs- und Machtspielen

Es ist nicht spirituell zu sagen: »Den Penis des Mannes lehne ich ab. Ich lasse mich doch nicht beschmutzen.« Zu glauben, nur weil ich das Glied des Mannes nicht anrühre, ihn nicht in den Mund nehme, mich nicht ficken lasse, bin ich besser als andere Frauen, die so etwas tun. Und es vielleicht mit Liebe und Freude tun. So etwas sagt und denkt nur eine Frau, die von ihrem höheren Selbst getrennt ist. Eine Frau, die verbunden ist, weiß, dass jeder Körperteil und jede Handlung wertvoll, ja heilig ist. Das höhere Selbst wertet nicht. Denn jeder Körperteil ist für etwas anderes gedacht. Der Penis zum Beispiel, um göttliche Liebe, Macht und Kraft auszudrücken – höchste Lust, himmlisch geil. Zum Wohle des Mannes und zur Freude der Frau. Französisch oder ihm einen blasen gehört zur ganzheitlichen Sexualität, die uns von Natur aus gegeben ist.

Nicht Gott, oder wie immer man eine höhere Macht nennen will, hat die Sexualität aus den Schlafzimmern verbannt. Es waren die Religionen, die Erotik und Sexualität tabuisierten, sie zu etwas Schmutzigem machten, und damit vergessen ließen, dass sie einst als Sinnbild für göttliche Schöpferkraft standen.

Ist eine Frau nicht mit ihrem höheren Selbst verbunden, kommen ihre traumatischen Erfahrungen, die im Zellbewusstsein gespeichert sind, hervor. Ihre falsche Programmierung. Sie verschließt sich, kann sich nicht der Liebe öffnen. Sie muss darum bitten, verbunden zu werden, damit sie Liebe nicht ablehnt, sondern annehmen kann. Ein Prozess, der Geduld erfordert, sich jedoch lohnt. Denn eine mit ihrem göttlichen Ich verbundene Frau hat keine Angst vor Unterdrückungs- und Machtspielen. Sie steht darüber. Sie fühlt sich nicht entwürdigt, ihn zu bedienen. Sie fühlt sich nicht degradiert, seine Geilheit zu befriedigen, wenn sie vor ihm kniet. Ganz im Gegenteil.

Sie sieht im Manne eine göttliche Persönlichkeit, die durch den physischen Körper Liebe und höchste Lust verspürt und von der Frau angenommen werden möchte. Auch wenn er selbst in der Sexualität nicht mit seinem höheren Selbst verbunden ist, so weiß sie, dass ihre Liebe ihn in seiner Seele berührt. Sie sieht seine innere Dankbarkeit an seinen leuchtenden Augen. Sie hat ihn angenommen, wie er ist.

Wenn Ihnen diese Art der Sexualität bisher widerstrebt hat, so sagen Sie sich: »Ich nehme die Herausforderung an und bin ihr gewachsen, auch wenn es nicht leicht für mich ist. Ich habe mir nun mal diesen Mann ausgesucht und seine Sexualität gehört dazu.«

Selbst wenn Sie vor ihm knien und ihm einen blasen, Sie fühlen sich weder als Sklavin noch unterdrückt. Sie wissen, Sie und Ihr Partner sind gleichwertig und auf der gleichen Wellenlänge. Beim nächsten Mal wird er vor Ihnen knien und Sie bedienen!

Und wenn nicht? Dann steckt er noch im Gefängnis seiner Programmierung fest, empfindet es noch als würdelos, vor Ihnen zu knien, Ihnen vielleicht die eleganten Schuhe auszuziehen und Ihre Füße zu küssen. Er ist sich dann seines wahren Selbst noch nicht bewusst. Er weiß dann noch nicht, dass er eine Frau verehren darf und soll – und dabei nur Gewinner ist.

Praktische Übungen, ihm einen blasen

Im Seminar »Göttlicher Sex, die Verbindung mit der göttlichen Persönlichkeit«, wurde neben dem richtigen Küssen auch Französisch oder »ihm einen blasen« gelehrt. Die Stimmung war sinnlich, fast meditativ. Wir Frauen waren entspannt. Aber natürlich waren wir auch ein wenig aufgeregt. Schließlich sollten wir »Hand anlegen« an einen uns fremden Mann. Nachdem jede Teilnehmerin neben ihrem Probanden stand, führte uns die Seminarleiterin mit folgenden Worten ein: »Atme tief ein und aus. Spüre dich verbunden mit deinem göttlichen Selbst, der Göttin der Liebe. Begrüße nun das göttliche Selbst im Mann. Komm ihm näher, berühre ihn mit deinem Körper, deinen Händen. Spüre die Energie, die zwischen euch fließt. Lass deine Hände zu seinem Penis wandern. Fühle ihn durch seine Hose, knete und massiere ihn. Wenn du spürst, dass er groß und hart wird, öffne die Hose. Fahre mit deiner Hand hinein. Berühre ihn. Hole ihn nach oben. Erst wenn der Penis teilerigiert ist, zieh seine Hose herunter und gleichzeitig knie dich vor ihn hin. Begrüße den Penis mit der Zunge, begrüße die Eier, wenn sie unbehaart sind. Sag im Geiste ‚Hallo', bevor du den Penis in den Mund nimmst. Schneller Rhythmus, langsamer Rhythmus, tief, weniger tief – nur mit den Lippen. Dann die Zunge dazunehmen, herumkreisen, während die Lippen auf- und abfahren.

Nun den Penis aus dem Mund nehmen. Nur die Zunge umkreist ihn, fährt den Schaft hinauf und hinunter. Nimm eine Hand und fahre den Schaft entlang. Jetzt leckt die Zunge, blicke ihm dabei in die Augen.

Wenn es heftiger werden darf: Mit beiden Händen sein Gesäß halten und in deinem Rhythmus im Mund bewegen, was ihn mit Sicherheit geil machen wird. Wenn er ruhig hält, kannst du nach deinem Tempo vorgehen. Eher aber macht es ihn so geil, dass er automatisch mitmacht, deinen Kopf nimmt oder bei den Haaren packt – nach seinem Rhythmus. Du bekommst die Situation wieder in Griff, indem du ihn am Gesäß hältst und bremst.

Wie in der Meditation ist die Frau in der Energie und Rolle der Geliebten. Spielerisch, genussvoll. Der Mann ist in einen geilen Zustand versetzt. Noch ein spielerisches Verabschieden vom Penis und mit Blick in seine Augen. Nun zieh seine Hose wieder hoch.«

Ein »gemeines« Spiel?

Ein Mann, verbunden mit seinem höheren Selbst, ist nicht programmiert. Vielleicht denkt er, während sie ihm einen bläst: »Sie hat angefangen mit dem Spiel und muss es zu Ende bringen, sonst wäre es gemein.«

Eine Frau, verbunden mit ihrem höheren Selbst, ist ebenfalls nicht programmiert. Vielleicht denkt sie: »Ich wollte ihm nur eine geile Aktion hinlegen, zu meiner und zu seiner Freude, aber jetzt komm ich aus der Rolle nicht mehr raus. Ich muss ihm einen Abschluss bereiten, sonst wäre es gemein.« Ein Grund, warum es ihr vielleicht öfters in den Fingern juckt, sie es aber lieber bleiben lässt, weil sie glaubt, es jeweils *abschließen* zu müssen. Beide sollten kein Problem damit haben, das Spiel nicht zu Ende zu spielen.

Ihm einen zu blasen, ist einfach nur Ausdruck und Lust, eine Freude zu bereiten. So baut sich Energie für das eigentliche (spätere) Zusammensein auf. Keinesfalls sollte die Frau sich davon abschrecken lassen, es zu Ende bringen zu *müssen*. Für den Mann sind verschiedene Höhepunkte möglich. Der Abschluss kommt dann schon zur rechten Zeit.

Das Spiel zu Ende spielen

Wenn es jedoch weitergehen soll, könnte die Frau kniend weiter wichsen und den Mann schließlich in ihrem Mund kommen lassen. Oder aber sie lässt die geile Sauerei über ihren Busen fließen. Ein netter Quickie für zwischendurch.

Nun gut. Sie haben ihm einen geblasen, er ist noch nicht gekommen und Sie wechseln gemeinsam ins bequemere Bett. Doch Halt. Stopp. In einer so intimen Situation sollte ich wieder DU zu Ihnen sagen. Du wechselst also mit deinem Geliebten ins Bett. Er verwöhnt dich oder du verwöhnst ihn weiterhin, gibst ihm die Möglichkeit, einfach passiv zu schauen und zu genießen. Wenn du merkst, er könnte gleich spritzen, lecke ihm einfach nur die Eier. Immer am Schaft entlang. Lass deine Finger spielen, die Zunge, deine Lippen. Mal abwechselnd, dann wieder gleichzeitig. Die Intensität wechselt. Der Rhythmus. Die Tiefe. Alles ist fließend, deinen Impulsen folgend. Wenn Gleitflüssigkeit austritt und du magst sie nicht im Mund, wische sie spielerisch mit der Hand weg.

Du spürst, wenn du die Position wechseln oder dich umdrehen möchtest, damit auch er dich beim Blasen sehen und berühren kann. 69 ist eine gute Stellung, dich ein wenig zu erholen und nur gelegentlich zu blasen, weil nun auch er aktiv wird. Ihm würde es in jedem Fall gefallen, wenn du über ihm zu deinem Höhepunkt kämest, vielleicht dabei seinen Schwanz mit der Zunge berührtest.

Falls du keine Berührung mehr durch seine Zunge wünschst, dann kannst du, wenn du Lust dazu verspürst, etwas nach vorne robben und mit deiner Zunge an seinem Anus herumspielen (falls zuvor frisch mit Seife gewaschen). Tu, was du willst. Es ist immer richtig und gut.

Der Idealfall – dem göttlichen Mann einen blasen

Ist der Mann in der Sexualität mit seinem höheren Selbst verbunden, so ist auch sein Penis mit lebendiger Energie gefüllt. Ein göttliches Lustinstrument. Selbst dann, wenn der Penis durch Krankheit oder Medikamente beeinträchtigt ist. Der Mann verfällt weder in Minderwertigkeitskomplexe noch beklagt er sich ständig darüber. Alles, was ihm zur Verfügung steht, setzt er natürlich ein und ist zufrieden damit. Er schätzt sein Glied, seinen Körper, ist gepflegt und ästhetisch. Die Frau empfindet seinen Geruch immer als angenehm.

Der göttliche Mann ist leider nicht der Normalfall

Der Normalfall ist der ganz normale Mann, der nur auf seine Materie beschränkt ist und deshalb auch allen Beschränkungen der Materie unterliegt. Er schätzt seinen Körper nicht wert, lässt ihn regelrecht verkommen. Wäscht oder duscht sich nicht regelmäßig und säubert seinen Anus nach dem Stuhlgang nicht richtig, und schon gar nicht mit Wasser und Seife. Sein Organismus ist durch falsche Ernährung übersäuert und seine Ausdünstung geht auch gewaschen nicht wirklich weg. Obwohl, frisch gewaschen kann die Frau ihm gerade noch so eine Freude bereiten. Verpasst sie den richtigen Zeitpunkt und ist eine halbe Stunde zu spät, ist der Geruch auch für eine Göttin der Liebe zu mächtig. Er muss verzichten, ohne dass sie ihm das sagen mag.

Oft hat der Normalmann Schamhaare, die zu lang sind, weil er sie nicht kürzt, oder sein erigierender Penis erreicht nur eine Größe von maximal fünf Zentimetern, ragt also kaum über die Schambehaarung hinaus. Mit dem Gesicht in seinem Dickicht, dazu riechend, ist es nicht gerade angenehm für die Frau.

Erst frisch gewaschen hat der Körper seinen ganz eigenen, wirklichen Geruch. Der Geruch, der während des Sex entsteht, ist ein anderer und gut, auch wenn sich das Liebesspiel über längere Zeit hinzieht.

Wenn der Mann nur physischer Körper ist, kann auch das Gegenteil eintreten. Er misst seinem Gefährt dann zu viel Wert bei. Für die Frau stellt es auch eine besondere Herausforderung dar, wenn er Worte braucht, um in Fahrt zu kommen: »Blas meinen Schwanz! Nimm ihn in den Mund! Du bist eine geile Bläserin!«

Eine Frau, die noch befürchtet, als Sexsklavin angesehen und benutzt zu werden, lässt es nach solchem Gerede auf der Stelle sein. Eine Göttin der Liebe jedoch weiß, wer sie ist, und nimmt es nicht persönlich. Insbesondere dann nicht, wenn er in seiner Rolle gefangen ist und Worte wie »Drecksau« und »dreckige Hure« nur so aus seinem Munde fließen. Sie mag seine vulgäre Ausdrucksweise nicht, weiß aber, er braucht sie, um seine Sexualität zu leben.

Ich will nicht mehr. Ich kann nicht mehr

Spüren Sie, liebe Leserin, wie schwer es sein kann, spielerisch in eine Rolle zu schlüpfen? Vielleicht haben Sie so Ihre eigenen Erfahrungen gemacht. Wenn Ihr Mann oder Freund geil war und den Rhythmus beim Französisch vorgab, hatten Sie vielleicht das Gefühl, diesem unbedingt folgen zu müssen. Oder Sie glaubten, nie aufhören zu dürfen mit Blasen, obwohl Sie schon längst eine Kiefersperre hatten und Ihnen alles wehtat.

Tatsächlich ist es in einem solchen Moment schwer, dem Partner zu zeigen oder zu sagen: »Ich will nicht mehr. Ich kann nicht mehr!« Wenn Sie ihm im Bewusstsein einer Liebesgöttin einen blasen, gehen Sie spielerisch damit um, folgen Ihren Impulsen und haben ein Gespür für seine Stimmungen. Es kommt dann anders bei ihm an.

Sind Sie aber getrennt von Ihrem höheren Selbst, dann fühlt der Mann sich zurückgestoßen und abgelehnt. Er hat dann eine Niederlage erlitten.

Eine Teilnehmerin aus dem Seminar »Göttlicher Sex, die Verbindung mit der göttlichen Persönlichkeit« erzählte folgende Geschichte:

»Einmal habe ich meinem Freund einen geblasen. Ich mach das eigentlich nicht so gerne, aber ich wusste, er steht darauf. Er ist dann auch schnell geil geworden, gab mir einen Rhythmus vor, dem ich versuchte, so gut wie möglich zu folgen. Doch es nahm und nahm kein Ende. Mein ganzer Kiefer tat mir schon weh. Irgendwann konnte ich nicht mehr. Mein Freund merkte das, rief aber trotzdem: ‚Ja, ja, weiter, weiter, nicht aufhören!'

Ich versuchte es, wirklich, trotzdem musste ich abbrechen. ‚Ich hab jetzt genug', stöhnte ich, obwohl ich wusste, dass er enttäuscht war. Es tat mir auch leid und die schöne erotische Stimmung war dahin.

Am nächsten Abend leckte er mich. Ich war völlig entspannt, genoss seine

Zunge. Er machte das wirklich gut. Doch plötzlich, mittendrin, hörte er auf. ‚He, was ist los?', fragte ich völlig irritiert. Er zuckte nur gleichgültig die Schultern. ‚Das ist die Retourkutsche für gestern!'«

Die Kunst der Frau, sich oral verwöhnen zu lassen

Im Seminar »Göttlicher Sex …« ging es nicht nur um Küssen und ihm einen blasen, sondern auch um die Kunst, sich als Frau oral verwöhnen zu lassen. Cunnilingus, so der korrekte Begriff und ein Zungenbrecher, ist eine sehr beliebte Sexualpraktik, und schließt Küssen, Lecken und Lutschen der Schamlippen, der Klitoris und des Vaginalbereichs ein.

Die Seminarleiterin forderte uns zunächst auf, von unseren Erfahrungen zu berichten. Eine Teilnehmerin erklärte klipp und klar, dass ihr Mann sie niemals oral verwöhnen würde. Er möge das einfach nicht.

Eine zweite erzählte: »Mein Mann mag das auch nicht. Einmal habe ich ihn gebeten, es trotzdem zu tun. Aber ehrlich gesagt fühlte es sich an wie eine Kuh, die mit breiter Zunge meine Möse schleckt. Er wollte es auch gleich wieder sein lassen. Ich dachte aber, sei beharrlich, vielleicht findet er noch Spaß daran, und bat ihn weiterzumachen. Er versuchte nun, meinen Kitzler mit Druck zu massieren. Auch das ließ er nach wenigen Augenblicken sein. Er wollte einfach nicht. Wir haben danach nie wieder darüber gesprochen, geschweige denn es noch einmal versucht.«

Eine dritte gestand, dass ihr Freund sie gerne mit Oralsex verwöhnen würde, sie es aber ablehne (deshalb besuche sie auch das Seminar). Eine andere meinte, dass sie es zuließe, weil ihr Mann es unbedingt wolle. Er würde jedoch einen Orgasmus von ihr erwarten und das sei ziemlich anstrengend.

Eine weitere beklagte, dass ihr Partner zuerst mit der Zunge schön den Kitzler massiere, sobald jedoch am Scheideneingang Flüssigkeit auftrete, in dem Moment also, wo es anfinge, für sie geil zu werden, würde er sofort den Kitzler sein lassen und sich mit der Zunge auf den Scheideneingang konzentrieren, was nicht angenehm sei. »Ich drehe und wende mich dann, damit er wieder zum Kitzler zurückkommt, sage es ihm sogar, doch er will es nicht verstehen und macht einfach weiter. Die austretende Flüssigkeit fasziniert ihn und er glaubt, dass hier das Lustzentrum der Frau liegen muss.«

Für viele der Frauen war auch die Hektik und Intensität ein Problem.

Sobald sie intensiver atmen würden, begänne der Mann wie wild zu beschleunigen und Kinn und Gesicht an der Möse zu reiben. Ihnen bliebe nur die Flucht, so schnell wie möglich ein Ende herbeizuführen, bevor die zarten Schleimhäute Schaden erleiden würden.

Eine der Frauen lachte laut auf. Sie sagte: »Intensiv, das kann ich gerade nicht behaupten. Mein Mann ist so sanft, er berührt meinen Kitzler nur wie einen Hauch. Dann lässt er einen Moment lang seine Zunge ohne Druck und Bewegung darauf ruhen, zieht sie wieder zurück, tupft dann sanft wieder an. Wenn er es als Spiel kurz einbauen würde, wäre es okay. Aber er gibt nicht auf, bevor ich einen Orgasmus habe. – Ich habe ihn schon mal gebeten, mit mehr Druck auf der Zunge meinen Kitzler zu massieren. Er kann nicht. Aber vielleicht will er auch nicht.«

Eine andere erzählte: »Wenn es um Sex geht, wird mein Lebensgefährte total hektisch. Ich muss mich hinlegen. Er zieht drei Kreise mit der Zunge um meinen Kitzler, wichst ihn für wenige Sekunden, reibt zwischendurch mit beiden Händen meinen Busen, drückt seine Zunge in meinen Mund, um mich für Augenblicke zu küssen, rutscht wieder nach unten, zieht wiederholt Kreise mit seiner Zunge um meinen Kitzler. Wenn ich beginne, intensiv zu atmen, ist seine Zunge sofort wieder weg. Aber er erwartet von mir auch keinen Orgasmus. Das ist das Gute daran.«

Eine weitere Frau berichtete, dass ihr Mann sie wirklich gut verwöhnen würde. Er könne es auch noch aushalten, wenn sie begänne, hörbar zu atmen. Doch immer, wenn sich ein Orgasmus ankündige, ließe er sie verschreckt los und mache nichts mehr. »Ich übergehe das einfach«, sagte sie amüsiert, »so wichtig ist mir der Höhepunkt auch wieder nicht. Einmal habe ich ihn gefragt, warum er das macht. Aber er weiß es selber nicht.«

Es hatte sich mittlerweile eine erotische Stimmung aufgebaut, die fast knisterte. Wir gingen in ein separates, abgedunkeltes Zimmer, in dessen Mitte ein rundes Doppelbett aus blauem Kunstleder stand. Kerzen brannten. Ein angenehmer Duft lag im Raum. Leise, angenehme Musik spielte. Die Frauen sahen alle sexy aus. Sie hatten geduscht und sich umgezogen, trugen aufregende Dessous, manche Strapse oder halterlose Strümpfe sowie hochhackige Schuhe.

Wir gingen nun zur Praxis über. Die Probanden waren *erprobt,* so möchte ich es nennen. Sie galten als einfühlsam und sinnlich, fuhren auf Oralsex ab. Auch sie hatten frisch geduscht, trugen jeweils einen String und hatten sich ein Badetuch um die Hüften geschlungen.

Die erste Frau stand nun mit ihrem Partner vor dem Bett. Sie streichelten sich gegenseitig, machten sich an. Dann löste sie sein Badetuch, sodass es zu Boden fiel. Das war das Zeichen, dass sie bereit war. Er öffnete ihren BH, streichelte und küsste ihren Busen, zog ihr den Slip aus.

Sie legte sich, nur mit halterlosen Strümpfen und High Heels bekleidet, auf das Kunstlederbett. Er zog sich selbst den String aus, robbte zwischen ihre Beine, um sie gut lecken zu können.

Wir anderen schauten zu, denn wir sollten einen Eindruck von den verschiedenen Praktiken und deren Auswirkungen bekommen.

Die Frau lag also da, völlig entspannt und mit geschlossenen Augen. Sie gab keinen Mucks von sich. Das war zunächst gut. Doch sie blieb auch so still liegen, als der Mann schon in Fahrt war und begann, sich redlich zu bemühen. Es war weder für ihn noch für uns Teilnehmerinnen erkennbar, ob die Frau Lust dabei empfand oder sich langweilte. Dachte sie an etwas ganz anderes? An ihren Mann zu Hause, der den Garten mähen musste? Oder schrieb sie in Gedanken den berüchtigten Einkaufszettel? Nach einer viertel Stunde, oder waren es zwanzig Minuten, gab der Mann auf. Es war ihm peinlich. Er hatte sich zwar bemüht, aber scheinbar ohne Erfolg.

Von der Frau kam danach nicht viel. Sie meinte zwar, dass es für sie angenehm und auch geil gewesen sei, doch sie hatte es nicht gezeigt – oder nicht zeigen können.

Die nächste Frau legte sich nackt auf das Bett, das zuvor mit einem Desinfektionsmittel gereinigt worden war. Ein anderer Mann kam und bediente sie. Sie war das Gegenteil ihrer Vorgängerin und begann vom ersten Moment an laut zu stöhnen: »Ja, gut machst du das. Gut!« Sie presste ihre Muschi gegen sein Gesicht und rief: »Ja, fester, komm, mach, ja, ja, ja …« Als wir längst meinten, dass sie endlich gekommen sein müsste, war noch immer kein Höhepunkt in Sicht. Irgendwann war es nach dem vielen Theater, das sie machte, weder lustig noch erotisch. Schon gar nicht für den sich bemühenden Mann. Und sie immer weiter: »Jetzt, ich komme!« Aber sie kam auch nach einer halben Stunde nicht.

Die dritte Frau lag zunächst ruhig, die Augen geschlossen. Dann begann sie leise zu atmen. Ungefähr nach fünf Minuten atmete sie lauter. Sie war insgesamt ruhig, ohne Hektik. Das Atmen ging bald in ein sanftes Stöhnen über. Es schien ihr sichtlich Spaß zu machen. Ihre Freude und positive Energie übertrug sich auf uns Zuschauer. Drei, vier Mal tiefes Stöhnen. Ein leichtes Zucken des Beckens. Dann schob sie eine Hand vor ihre Möse, zum Zeichen, dass es für sie beendet war. Der Mann ließ vorsichtig von ihr ab. Sie stand selbstbewusst lächelnd auf. Er strahlte übers ganze Gesicht.

Bei den nächsten Frauen verlief es ähnlich. Nach etwa zwei, drei Minuten begannen sie, ihren Mund leicht zu öffnen, atmeten hörbar. Sie steigerten den Atem leicht, der dann in ein leichtes Stöhnen überging. Noch zwei-, dreimal Keuchen, kurz Atem anhalten, ein leichtes Zucken der Becken zum Zeichen, dass der Höhepunkt erreicht war. Das Ganze dauerte meist zwischen fünf und zehn Minuten.

Zur Technik. Sich lecken lassen ist wie ein Musikstück. Es hat einen Anfang, eine Mitte und einen Höhepunkt als Ende.

Der Anfang: Ruhe, sexuelle Energien erspüren, es beginnt.

Die Mitte: Die Lust steigert sich. Der Atem wird intensiver.

Der Höhepunkt: Die Frau hat ein Gefühl für den richtigen Zeitpunkt, schließlich soll das Liebesspiel ja weitergehen. Der Fluss der sexuellen Energie und das gute Gefühl für beide sollen erhalten bleiben.

Das Ende: Vorsichtig voneinander ablassen, liebevoll beenden.

Oralsex: Ausdruck der Hochachtung und Liebesspiel

Oralsex bietet die Möglichkeit, als Mann der Frau seine Hochachtung zu zeigen. Der Geschichte nach soll die chinesische Kaiserin Wu Hu (683 – 705 n. Chr.), eine glühende Feministin, verfügt haben, dass Regierungsbeamte und ausländische Gesandte ihr zunächst durch Lecken ihrer Vagina Hochachtung zu zollen hatten. Es gibt zahlreiche Zeichnungen mit der Kaiserin in entsprechender Position – und vor ihr kniend jeweils einer der Würdenträger.

Ich weiß nicht, wie sich die Kaiserin verhalten hat, aber um den Zauber der Erotik zu erhalten, ist es nicht gut, wenn zu lange kein Mucks und keine

Reaktion von der Frau kommt. Da fehlt der Austausch, die Kommunikation. Umgekehrt ebenfalls, wenn sie zu viel des Guten tut.

Oralsex ist aber auch ein Liebesspiel. Und wie bei jedem Spiel gibt es Spielregeln, die eingehalten werden müssen. Dann erst ist es ein gutes Spiel mit fairen Mitspielern. Reagiert die Frau angemessen, ist sie eine Geliebte. Es gibt keine Lüge, kein Vortäuschen. So wie es ihr in den Sinn kommt und sie sich gut fühlt, genießt sie. Keinesfalls sollte der Mann danach fragen: »Hast du jetzt wirklich einen Orgasmus gehabt?« Wenn er das tut, könnte sie antworten: »Kann sein. Ich habe so reagiert, weil es gut für mich war.«

Ein Liebesspiel ist ein faires Spiel. Es gibt keine Verlierer. Nur Gewinner. Werden die Regeln jedoch nicht eingehalten, bleiben beide auf der Strecke.

Sauberkeit, ein gutes Gefühl

Manche Frauen haben grundsätzlich eine gesunde Scheidenflora. Andere wiederum müssen dafür etwas tun, zum Beispiel vorbeugend oder zum Wiederaufbau Vaginalkapseln einführen, die körpereigene Laktobazillen fördern. Oder mit Naturjoghurt behandeln (Tampon tränken, über Nacht einführen und zusätzlich die Scheide morgens und abends mit Joghurt einreiben). Für die Gesunderhaltung und Stärkung ist auch ein Reibesitzbad (z. B. nach Louis Kuhne) zu empfehlen.

Grundsätzlich gilt: Der Vaginalkanal ist selbstreinigend. Doch natürlich sollte Frau sich regelmäßig, insbesondere nach dem Toilettengang oder vor dem Zusammensein mit einem Mann, waschen. Das kann mit klarem Wasser geschehen. Für ein intimes Zusammensein ist ein Schaum aus der Apotheke zu empfehlen. Denn im Zweifelsfall ist der Mann genauso geruchsempfindlich wie eine Frau. Gut abtrocknen, denn schädliche Keime lieben eine feuchtwarme Umgebung. Wer empfindlich ist, sollte Wäsche mit hohem Naturfaseranteil tragen. Für eine heiße erotische Begegnung darf es aber auch mal ein Dessous aus einer synthetischen Faser sein.

Sie lecken – aber richtig

Ich weiß nicht, wie viele Männer das Buch kaufen werden, da es sich eigentlich an Frauen wendet. Doch wünsche ich mir, dass die Frauen es an ihre

Freunde, Lebensgefährten und Ehemänner weiterreichen. Dieses Kapitel ist also für dich. Und du bist ein Mann!

Du wirst wahrscheinlich auch die vorherigen Seiten zum Thema Oralsex gelesen haben, und stöhnst vielleicht: »Oh mein Gott, sind die Frauen kompliziert.« Aber ich glaube, Frauen nehmen, wenn sie unter sich sind, und insbesondere bei einem erotischen Seminar, nur kein Blatt vor den Mund. Fast jede Frau hat Sex. Aber die wenigsten haben guten Sex. Das sollte aber nicht an deinem Selbstvertrauen rütteln. Wenn du glaubst, ein guter Liebhaber zu sein, so kannst du als Mann nur noch besser werden:

Atme vor dem Sex mit deiner Partnerin oder Frau tief ein und aus. Sei dir der Verbindung zu deinem göttlichen Ich bewusst. Erspüre deine Mitte. Sei ruhig und gelassen. Runzle jetzt nicht skeptisch die Stirn, weil du mit Göttlichkeit und Gelassenheit nichts am Hut hast. Sei es einfach durch Absicht und Vorstellung!

Nun begrüße in Gedanken das höhere Selbst in deiner Partnerin. Folge deiner Inspiration, deinem inneren Fluss. Du weißt, dass, ähnlich wie dein Penis, der Kitzler das Lustzentrum der Frau ist. Berühre ihn sanft mit der Hand. Begrüße dann mit deiner Zunge die Umgebung. Sag »Hallo« zur Muschi deiner Geliebten. Bewege nun mit gutem Druck, nicht zu hart und nicht zu lasch, deine Zunge kreisförmig auf und ab oder rechts und links über ihrem Kitzler. Mach das spielerisch. Nur kein Stress. Mal langsam und mal schneller. Je nach deiner Intuition führe später einen Finger vaginal dazu ein, aber nur ganz vorsichtig und sanft.

Falls du auch mit ihrem Anus spielen möchtest, Achtung. Niemals nacheinander in Vagina und Anus eindringen, ohne zwischendurch die Finger zu waschen! Die Vagina ist sehr anfällig für Infektionen.

Die Lust sollte dich motivieren, deine Geliebte in einen geilen, meditativen Zustand zu bringen. Also nicht hektisch befingern. Sie ist auf Lecken eingestellt! Das mit dem Befingern kommt nur in Pornofilmen vor. Einer Frau gefällt das nicht wirklich.

Bleib mit deiner Zunge so lange am Kitzler, bis sie dir zu verstehen gibt: »Es war schön. Jetzt ist es genug.«

Der Höhepunkt bedeutet aber noch lange nicht, dass du aufhören musst. Glaub mir, von ihr aus kann es gleich wieder von vorne beginnen. Es sei denn, sie dreht sich weg oder hält ihre Muschi mit der Hand zu. Und wenn auch du Lust dazu hast, dann macht einfach weiter.

Was beim Lecken vermieden werden sollte

Vielleicht bist du als Mann so programmiert, dass du denkst, sobald Scheidenflüssigkeit abgesondert wir, solltest du aufhören. Doch ich sage dir, da fängt es für die Frau erst an, richtig geil zu werden. Sie will, dass du sie leckst!

Vielleicht bist du so begeistert, dass du vom Kitzler ablässt und nur noch am Scheideneingang weiterlecken willst. Tu das bitte nicht. Ihr Drehen und Wenden heißt nichts anderes, als dass du wieder zum Kitzler zurückfinden sollst. Die Scheidenflüssigkeit tritt nur deshalb aus, weil du den Kitzler vorher massiert hast.

Wenn sie hörbar atmet, werde nicht nervös und hektisch, sondern bleib ruhig und gelassen. Hör um Gottes willen nicht augenblicklich mit dem Lecken auf und beginne ja nicht wild zu fingern. Das bringt sie nur aus ihrem geilen Zustand und den genießt du doch, oder?

Schlimm wäre, wenn du es besonders gut meinen würdest: Kurz den Kitzler lecken, dann wieder den Scheideneingang, wieder kurz den Kitzler, davon ablassen, mit der Hand wichsen, den Kitzler lecken, hinauf zu ihrem Busen robben, ihn küssen, wieder hinunter zur Muschi und da weitermachen. Hör auf. Das bringt alles nichts!

Und auch das solltest du vermeiden:

Frage nicht zwischendurch: »Ist es richtig so? Ist es gut? Soll ich fester, weniger fest, passt es so?« Sie muss antworten und die Unterbrechung bringt sie aus ihrer meditativen Stimmung.

Lass deine Zunge nicht ohne Energie, leer und lasch auf ihrem Kitzler liegen. Wenn nichts ist, kann sie auch nicht reagieren.

Unangenehm ist, wenn du sofort beginnst, mit sehr harter Zunge auf der schnellsten Stufe den Kitzler zu stimulieren. Die Reize sind dann zu groß, sie weicht zurück oder tut alles, um schnell zu einem Höhepunkt zu kommen, nur damit du aufhörst.

Es tut ihr weh, wenn du versuchst, dein Kinn an ihrer Muschi zu reiben, damit es heftiger wird. Und sie mag das »Heraussaugen« der Scheidenflüssigkeit nicht, falls es dir zu langsam geht.

Die Stellung 69 hat ihre Berechtigung im ganzheitlichen Sex. Allerdings ist Folgendes zu bedenken: Zuerst fällt es dir leicht, den Kopf zu heben und sie zu lecken. Doch mit der Zeit, wenn du dich zu sehr anstrengen musst, um ihre Muschi zu erreichen, liegt die Versuchung nahe, zu fingern und den Kitzler zu wichsen. Das könnte ihr zu heftig werden, weil sie nur deine Zunge will. Dann ist es besser, du legst dich entspannt zurück und genießt einfach nur.

Hast du jedoch Ausdauer und spürst, dass es für sie beginnt, geil zu werden, dann lässt sie von selbst etwas von dir ab. Sie berührt vielleicht nur leicht mit der Zunge oder Hand einen Körperteil von dir und konzentriert sich ansonsten auf die Lust, die du ihr bereitest, bis zum Orgasmus. Vielleicht aber dreht sie sich auch um und kniet dann über deinem Gesicht.

Bist du über ihr, um sie zu lecken, muss sie schauen, wie es ihr möglich ist, deinen Schwanz in ihren Mund hinein zu biegen. Vor- und Zurückbewegungen gehen kaum. Sie wird sich dann lieber zurücklegen und mit der Hand Penis und Hoden kraulen oder nur mit der Zunge am Penis spielen, um sich so besser auf deine Handlungen zu konzentrieren. Vorausgesetzt, es ist nur deine Zunge im Spiel und nicht dein Kinn oder Gesicht, von dem sie sich erst befreien muss.

Analsex

Analsex ist in der westlichen Gesellschaft oft noch ein Tabuthema, weil der After aufgrund seiner Ausscheidungsfunktion als unappetitlich gilt. Dabei sind Damm, Rosette genauso wie der innere Bereich des Rektums erogene Zonen. Falls Sie als Frau Analspielen mit gemischten Gefühlen gegenüberstehen, kann ich Ihnen nur raten, es auszuprobieren. Und behaupten Sie um Gottes willen nicht, das sei nur was für homosexuelle Männer. Gerade männliche Heteros stehen darauf. Analsex gehört zu ihren *geheimen* Wünschen. Ihnen gefällt, an der Rosette massiert und geleckt zu werden. Sie genießen eine Prostatamassage oder mit dem Finger oder einem Dildo gefickt zu werden. Und natürlich wünschen sie sich, einmal Analverkehr mit einer Frau auszuprobieren. Ein Mann ist neugierig, doch ich glaube, er steht nicht wirklich darauf.

Machen Sie einen Selbstversuch. Holen Sie sich einen Kochlöffel, reiben Sie den Stil mit Vaseline ein und legen Sie sich entspannt hin. Stimulieren Sie zunächst die Nervenendigungen in der Muskulatur des Damms, indem Sie diese sanft kreisend mit den Ballen der Fingerspitzen streicheln. Drücken Sie leicht gegen den Anusrand. Bald sollten Sie spüren, wie sich die Schließmuskel entspannen. Führen Sie nun vorsichtig den Kochlöffel ein. Ich bin sicher, nach einigen Versuchen haben Sie bereits Lust auf einen schmalen Dildo.

Wenn Sie schon etwas mehr Übung haben, wichsen Sie zunächst ihren Kitzler bis kurz vor dem Höhepunkt. Dann schieben Sie sich ansatzweise, so weit, wie es geht, den Dildo in den After: rein und raus, rein und raus … Nun wichsen Sie Ihren Kitzler weiter, bis Sie zum Orgasmus kommen. Sie werden merken, dass Ihr Höhepunkt nach diesem Spielchen etwas heftiger wird. Genießen Sie ihn.

Vielleicht haben Sie jetzt Lust bekommen, es mit dem Penis Ihres Partners auszuprobieren. Sagen Sie es Ihrem Freund oder Mann. Er wird wahrscheinlich entzückt sein.

Geben Sie zunächst einen Schwung Vaseline auf Ihren Anus, wirklich viel. Dann sagen Sie, wie Sie es haben möchten. Ihr Partner muss sich ganz genau nach Ihren Wünschen richten, damit es angenehm für Sie ist. Er sollte langsam, mit gleichbleibendem Druck schieben, bis Sie »Stopp« sagen. Ein unmerkliches Vor und Zurück ist vielleicht möglich. Doch denke ich eher, dass Ihnen der Anfang reichen wird und Sie fürs Erste genug haben.

Beim zweiten Mal wird es schon besser klappen. Geben Sie wieder eine Ladung Vaseline auf Ihr Po-Loch. Und delegieren Sie: »Langsam, vorsichtig, versuch es jetzt …« Analsex ist dann schön, wenn Sie das Gefühl haben, Ihren Geliebten überall und ganz intensiv spüren zu wollen. Dass die Penetration durch die Enge des Schließmuskels nicht fließend sein kann, macht nichts. Danach können Sie zu anderen sexuellen Praktiken übergehen, an denen Sie Freude und auf die Sie Lust haben.

Später, irgendwann, vielleicht aber schon bald, werden Sie es genießen, seinen Penis in Ihrem Anus zu spüren. Werden Ihren Partner vielleicht sogar anfeuern, immer schneller, immer heftiger zuzustoßen, bis er abspritzt. Dann ist die Intensität richtig für Sie. Doch solange Sie es nicht wirklich möchten, sollten Sie sich nicht ihm zuliebe darauf einlassen. Lassen Sie sich nicht bedrängen. Sie bestimmen den für Sie richtigen Zeitpunkt. Und Sie bestimmen, wie oft Sie es mögen. Vielleicht nur ein- oder zweimal im Jahr. Dann aber als Ihr ganz persönliches Highlight!

Analsex tut gut, wenn ich einiges beachte

Über die Hygiene haben wir bereits gesprochen. Sie erscheint mir gerade für den Bereich des Anus selbstverständlich. Der Darm sollte entleert sein. Reichlich Gleitcreme verwenden. Nach Penetration des Anus nie sofort die Vagina einbeziehen. Erst den Penis oder Dildo gründlich säubern. Auch sollten Sie beachten, dass durch Analverkehr ohne Kondome Krankheiten wie Hepatitis oder AIDS übertragen werden können. Im Zweifel also immer ein Präservativ verwenden, das verschwenderisch mit Gleitmittel eingeschmiert sein sollte.

Erfahrungen

Im Seminar »Göttlicher Sex, die Verbindung mit der göttlichen Persönlichkeit« ging es auch um das Thema: »Anal bei ihm, bei ihr«.

Eine Teilnehmerin erzählte, dass sie gerne mit ihrem Partner Analverkehr hätte, sein Penis jedoch zu weich dafür sei, obwohl er vorgeben würde, es auch zu wollen. Ich musste innerlich grinsen, denn mir war sofort klar, dass sein eigentlich harter Penis darauf programmiert war: »Analsex ist was Schmutziges.« Es konnte nicht funktionieren.

Eine andere sagte, dass sie Analerotik als etwas Besonderes sehe, das sie nur selten praktiziere, dann aber mit viel Lust und in erster Linie für sich selbst.

Und wieder eine andere meinte, dass ihr Analsex erst so richtig Spaß machen würde, seit sie lockerer sei und eigentlich nur Spucke statt Gleitmittel brauche. Seitdem ließe sie ihren Freund auch *einfach machen* und achte nur darauf, dass er anschließend nicht ungewaschen zu ihr in die Vagina käme, wegen der Kolibakterien im Darm.

Anna, mittleren Alters, erzählte: »Ich war schon einige Jahre mit meinem Freund zusammen, wir waren uns also vertraut. Manchmal überredete er mich, mir gemeinsam mit ihm Pornos anzusehen. Ich achtete dann darauf, was ihm gefiel. Am liebsten mochte er Szenen, in denen die Frau anal gefickt wurde und sie lustvoll dabei schrie. Er bat mich dann immer, das auch bei mir tun zu dürfen. Meistens sagte ich Nein, bis auf ein Mal. Ich stimmte zu, weil ich genervt von seiner ewigen Fragerei war und auch, weil ich keine Lust hatte, wieder Nein zu sagen. Ich kam mir schon richtig blöd vor. Ich muss erwähnen, dass ich selbst keine Ahnung von Analverkehr hatte, ihn für anstößig hielt. Deshalb überließ ich meinem Freund die Regie. Er spuckte mir auf den After, so wie er es in einem der Filme gesehen hatte, und rammte dann seinen Schwanz hinein. Oh mein Gott, tat das weh. Ich schrie vor Schmerz laut auf. Doch das törnte ihn erst so richtig an. Ich versuchte mich mit aller Gewalt zu befreien, was mir schließlich gelang, knallte ihm eine. Er war vollkommen perplex, schließlich hatte ich doch zugestimmt. Aber, wie soll ich es sagen? Sein brutales Vorgehen empfand ich als Vertrauensbruch. Er hatte mich bitter enttäuscht. Und wisst ihr was? Ich habe mich danach von ihm getrennt. Ich konnte mit ihm einfach nicht mehr zusammen sein.«

Natursekt, ein geiles Spielchen

Urin, auch Natursekt genannt, ist in der ganzheitlichen Sexualität ein weiteres Spielchen für zwischendurch. Auch, um mal was andere zu erleben. Eine Abwechslung eben. Ein Highlight. Nur der von seinem höheren Selbst getrennte Teil ist entsetzt und glaubt, eine solche sexuelle Vorliebe wäre pervers oder eklig. Der verbundene Teil sagt: »Okay, ich fühl mich dazu zwar nicht hingezogen, finde es aber interessant und möchte es einmal ausprobieren.«

Ob küssen, lecken, blasen … es hängt immer davon ab, wie es gemacht wird, damit es sich erotisch, schön, ästhetisch, himmlisch geil anfühlt und nicht abstößt. Und es muss in Verbindung mit dem höheren Selbst geschehen. Das höhere Selbst hat keine Probleme mit geilem Sex, solange es nicht ausgeschlossen wird. Der Körper ist nur Mittel zum Zweck.

Wenn du Lust auf Natursekt hast, dann trinke vorher einige Gläser Leitungswasser, um den Körper zu spülen und die Wasserspeicher aufzufüllen. Solange dein Körper sehr ausgetrocknet ist, behält er sich erst einmal das getrunkene Wasser und das Spielchen würde nicht funktionieren. Deshalb reichlich trinken.

Ziemlich exakt eine Stunde vor Beginn des Spiels trinke dann vier bis fünf Mal einen viertel Liter Wasser. Der Harn ist dann wie Wasser, riecht nicht und schmeckt nach nichts.

Willst du auf einer Liege spielen, vorher eine große dicke Moltex-Auflage, wie sie in Krankenhäusern verwendet wird, auslegen (gibt es beim Sanitätsbedarf). Liegt dein Partner nackt auf der Liege, mache es ihm zuerst Französisch. Lass dann einen Strahl warmen Natursekt über seinen Penis rinnen, den du mit einer Hand hältst. Bewege die Hand leicht auf und ab.

Vielleicht drehst du dich um, sodass er dich auch von hinten sehen kann. Hier empfiehlt sich die Stellung 69.

Nicht wenige Männer wollen den Natursekt probieren. Hocke dich so, dass du ihn fein dosiert in seinen Mund rieseln lässt. Ist er ein echter Natursektliebhaber, dann will er ihn volle Kanne trinken.

Anschließend Geschlechtsverkehr. Dann wieder Natursekt über ihn rinnen lassen. Geil ist auch, wenn du seinen Penis wichst, während du einen Strahl über ihn laufen lässt. Natürlich geht das auch in der Badewanne.

Wenn der Mann es bei dir macht, bereitet er sich oft nicht so gut vor und sein Harn riecht intensiv. Besonders wenn er seinen Strahl über dich rinnen lässt und du es ihm Französisch machst, könnte es sein, dass sein Geruch in dir einen Würgereflex auslöst. Viel trinken sollte daher eine Voraussetzung für ein faires Spiel sein.

Das Natursektspiel ist frei von jeglichem Rollenspiel der Unterdrückung. Trotzdem wollen es Frauen meist nicht so gerne spielen. Eine Göttin der Liebe entscheidet für sich, ob und wie oft sie es tun möchte. Sie hat keine Angst, dem Mann nicht gerecht zu werden. Sie muss und will ihm nicht jeden Wunsch erfüllen.

Natursekt macht Spaß, wenn ich einiges beachte

Aus medizinischer Sicht ist die Verwendung von frischem Urin von gesunden Menschen völlig in Ordnung. Eine geringe Bakterienkonzentration rührt von in der Harnröhre existierenden Bakterien her, die in der Regel harmlos für den Menschen sind. Es ist jedoch möglich, sich von kranken Menschen anzustecken, zum Beispiel mit Hepatitis A. Was AIDS anbelangt, sollen sexuelle Praktiken mit Urin, solange kein Blut im Spiel ist, laut der Deutschen AIDS-Hilfe hinsichtlich HIV »unbedenklich« sein. Akute Infektionsgefahr besteht jedoch bei einer Blasenentzündung. Auch Natursekt von Menschen, die regelmäßig Medikamente einnehmen, sollte nicht *getrunken* werden.

Wichsen – die Frau als Wichsvorlage

Ein Teil der männlichen Sexualität ist programmiert, auf gelebte ganzheitliche Sexualität zu verzichten. Der Mann begnügt sich damit, Zuschauer zu sein und dabei zu wichsen. Auch im mechanischen Sex ist er nicht so gut. Er ist auf das Wichsen beschränkt. Für diese Männer gilt die Aussage: »Vom Wichsen wird man(n) impotent.«

Tatsächlich halten fast alle Wichser einen Schlappschwanz in der Hand. Auch wenn ihr Penis sehr weich ist, sind sie über die Maßen geil. Wenn keine Frau als Wichsvorlage zur Verfügung steht, begnügt sich der Wichser mit einem Pornoheft oder Erotikfilm. Er ist meist ein sehr lieber Mann. Eine Frau kann ihm eine Freude bereiten, indem sie ihm als Wichsvorlage dient. Meist bittet er sie: »Zeig mir deine Muschi.« Und sie zeigt sie ihm. Er berührt sie, während er sich selber wichst. Doch er kann es nur kurz ertragen, wenn sie es ihm macht. Er muss einfach selber Hand anlegen.

Selbstbefriedigung ist kein Wichsen

Selbstbefriedigung ist Teil der ganzheitlichen Sexualität. Wenn man sie auslässt, fehlt Männern wie Frauen eine wichtige Erfahrung. Trotzdem werden Jungs schon im Kindesalter programmiert: »Vom Wichsen wird man(n) impotent.« Das nimmt der junge Mann sich zu Herzen. Entweder rührt er sich selber nicht an, erkundet seine Sexualität nicht und sie kann sich somit nicht entfalten. Oder er tut es mit Schuldgefühlen. Er blockiert seine Sexualität ein Leben lang. Noch schlimmer, wenn er seinen Penis später im wahrsten Sinne des Wortes in die Hände von Frauen gibt, die selbst Probleme mit ihrer Sexualität haben. Himmlisch geilen Sex wird er nie erfahren.

Selbstbefriedigung oder Masturbation ist eine entspannte Methode, den Sexualtrieb auf angenehme Art zu befriedigen, ganz ohne Stress, ohne eine Partnerschaft und zudem *safe*: keine Schwangerschaft, keine Krankheiten, die übertragen werden können. Neben lustvollen Gefühlen der Entspannung kann ein Mann seinen Penis schulen und trainieren: langsamer Rhythmus, schneller Rhythmus, kurz vorm Abspritzen stoppen, weitermachen, stoppen. Die Selbstbeherrschung wird ausgelotet.

Nora am Schweinchenstrand

Meine Freundin Nora gebrauchte das Wort »Wichser«, wenn sie über einen Mann abwertend sprach. »Das ist ein Wichser«, sagte sie dann und glaubte fälschlicherweise, dass das Wort für einen Typen stehe, der keine Freundin hat und sich selber befriedigen *muss*. Die wahre Bedeutung des Wortes und den Unterschied zwischen Selbstbefriedigung und Wichsen erfuhr sie während einer Urlaubsreise. Ihr Freund Adrian fragte sie eines Tages, ob sie zu einer Motorradtour mitkommen wolle. Er denke an einige Tage Kroatien: Sonne, blaues Meer, herrliche Landschaft … und wer weiß. Er zwinkerte ihr zu, während er das sagte. In jedem Fall klang es vielversprechend. Nora war sofort einverstanden.

Der Norden Kroatiens war wunderschön. Traumstrände, malerische Ortschaften, herrliche Wälder. Adrian sprach von einer Steilküste, zu der er mit ihr wollte, einem Plateau und heimlichem Swingertreff. Nora, nicht prüde, hatte nichts dagegen. Sie fand es rührend, wie Adrian helfend ihre Hand nahm, um sie einen abenteuerlichen Weg nach oben zu einer Felslandschaft zu führen, mit grandioser Aussicht.

Die Hochebene war beeindruckend. Nicht nur der Blick auf das tiefblaue Meer, sondern insbesondere auf die vereinzelten Paare, die nackt die Sonne genossen oder ohne Scheu miteinander intim waren.

Nora und Adrian setzten sich in gebührlicher Entfernung auf den grasbewachsenen Boden, krampfhaft bemüht, nach unten auf das Wasser zu schauen. Sie hatten ihre Motorradklamotten samt Helmen in zwei versperrbaren Koffern am Motorrad zurückgelassen. Jetzt entledigten sie sich auch ihrer Badesachen. Aber nicht nur wegen der brennenden Sonne wurde ihnen heiß. Bei dem Pärchen hinter ihnen tat sich was. Erst nach einigem Zögern drehten sie sich vorsichtig um. Die Frau hatte sich flach hingelegt, der Mann begann, mit seinem Mund an ihrer Muschi zu saugen. Eine andere Frau kam hinzu, hockte sich über das Gesicht der auf dem Boden liegenden und ließ sich von ihr lecken. »Das ist ja wie in einem Porno«, dachte Nora amüsiert, als sie einige Männer kommen sah, die sich um die drei herumstellten und ihren Schwanz wichsten.

»Komm, wir laufen ein Stück«, schlug Adrian vor.

Nora, noch ganz gefangen von dem, was um sie herum geschah, folgte ihm, drehte sich aber immer wieder um. Es war, wie wenn man einem Dämon begegnet, der hässlich ist, einen aber fasziniert, weil er so unglaublich spannende Geschichten über Himmel und Hölle zu erzählen weiß.

Nach einer Weile winkte ihnen ein Pärchen zu. »Kommt her und gesellt euch zu uns.« Nora schaute Adrian fragend an. Der nickte nur. »Gehen wir hin!«

Die Frau, eine üppige Blondine, nahm Adrian gleich in Beschlag. Sie nahm sich ohne Zögern sein Geschlecht vor, blies ihm einen. Der Mann, attraktiv und gut gebaut, schaute Nora einladend an. Mittlerweile waren die Wichser aufgetaucht und sie dachte: »Warum nicht, liefere ich ihnen halt eine gute Vorstellung, wenn ich schon mal hier bin und sie sich das erwarten.«

Sie nahm sich dann den Schwanz des Mannes vor, den sie sehr schön fand, und machte es ihm auf Französisch, bis er kam. Es war seltsam, aber auch wieder naheliegend, denn kaum war er gekommen, wurden von den Umstehenden Papiertaschentücher gereicht.

»Was hier läuft, übertrifft meine stärksten Fantasien«, dachte sie, als das Spiel beendet war und sie sich von den beiden herzlich verabschiedete, so als wären sie gute Freunde.

»Das war erst der Anfang«, stellte Adrian fest. Er wirkte glücklich und zufrieden.

»Anfang?«

»Ja, lass uns jetzt zum sogenannten Schweinchenstrand fahren.«

Nora, der die Sache nicht unbedingt was gegeben, die sie aber ganz nett gefunden hatte, zuckte die Schultern. »Eigentlich bin ich müde und möchte mich nur hinlegen.«

»Das kannst du«, sagte Adrian. »Ich lauf dann alleine ein bisschen rum.«

Am Strand angekommen – sie waren etwa eine halbe Stunde mit dem Motorrad gefahren, trugen jetzt wieder Bikini und Badehose – liefen sie ein Stück am Meer entlang. Nora wusste bald, dass die Sache am Plateau wirklich nur ein Anfang gewesen war, denn hier schienen die sexuellen Praktiken gang und gäbe. Überall nackte Paare, viele in Sexspielchen vertieft. Und unsäglich viele Männer, die den Kiesstrand auf und ab spazierten, aufmerksam schauend, ob irgendwo ein Penis geblasen, eine Muschi geleckt oder gefickt wurde. »Ist Sex am Strand nicht strafbar?«, fragte Nora Adrian.

»Ja, es wird in Kroatien mit erheblichen Geldstrafen und bis zu dreißig Tagen Haft geahndet.«

»Und trotzdem passiert das hier alles völlig frei?«

Adrian lachte. »Wo kein Kläger ist, gibt es keinen Richter.«

Die beiden fanden ein schattiges Plätzchen in einer der Liegebuchten, die wie Nischen nebeneinanderlagen, jeweils mit ein- oder zwei Pärchen belegt. Sie breiteten die mitgebrachte Decke aus, legten ihre Sachen ab. Adrian zog die Badehose wieder aus und machte sich nackt davon. »Dann bis später!«

Nora behielt den Bikini an, legte sich auf den Bauch und deckte sich noch ein wenig mit einem Stück der Decke zu. Sie schlief sofort ein. Als sie nach einiger Zeit erwachte, spürte sie, wie erquickend der Schlaf gewesen war. Sie fühlte sich richtig gut. Sie blieb noch eine Weile auf dem Bauch liegen, wollte sich gerade umdrehen, als sie ein komisches Gefühl verharren ließ. Irgendwas passierte gerade um sie herum. Etwas, das sie nicht sehen wollte. Sie stellte sich noch eine Weile schlafend, doch bald wurde die Stellung unbequem. Sie hielt es nicht mehr aus und musste sich umdrehen.

»Oh mein Gott«, stöhnte sie leise auf, als sie auf dem Rücken lag und eine Schar Männer entdeckte, die in einigen Metern Abstand um sie herum auf der Lauer lagen. Sie standen da, die Schwänze in den Händen, schauten sie an und wichsten auf Teufel komm raus.

»Haut ab, ich bin doch gar nicht ausgezogen, was wollt ihr von mir?«, wollte sie gerade rufen. Als ihr einfiel, dass sie das nicht tun konnte. An diesem Strand war schauen und wichsen erlaubt, zumindest inoffiziell.

Nora drehte sich wieder auf den Bauch, als würde sich der Spuk dadurch auflösen. Doch sie spürte die Steine unter sich, sie konnte nicht weiter so liegen bleiben. Also drehte sie sich wieder um.

Die etwa zehn Männer näherten sich. Wie in Zeitlupe kamen sie wichsend auf sie zu, drei vorneweg. Als der erste bei ihr war, fragte er sie in akzentfreiem Deutsch, ob er sie lecken dürfe. Nora sagte Nein. Der nächste ließ nicht lange auf sich warten, auch er fragte. Wieder war die Antwort Noras Nein. Beim dritten sagte sie gleich, dass sie einen Freund habe. Aber genauso gut hätte sie erklären können, dass das Meer blau und die Sonne warm sei. Es nützte nichts.

Dann kam Adrian zurück. Die Männer redeten auf ihn ein. Ob sie nicht mit seiner Freundin … und so weiter. Adrian hätte nichts dagegen gehabt, doch er spürte Noras Abneigung. »Das wird leider nichts«, sagte er fast entschuldigend, während Nora eilends ihre Sachen zusammenpackte. Die Gruppe verfolgte sie noch ein Stück, versuchte Adrian und Nora zu überreden, doch ohne Erfolg.

Später sagte Nora zu Adrian, dass ihr diese Wichser aufrichtig leidtäten. Sie wären ihr wie Bettler vorgekommen. Ausgeschlossen von einer Sexualität, die andere lebten, zu der sie selbst aber nicht fähig seien. Arme Schweine am Schweinchenstrand.

Teil 3 – Machtspiele

Unterdrückung – Der Sexsklave, die Sexsklavin

In der ganzheitlichen Sexualität kann ein Rollenspiel sehr reizvoll sein. Es ist eine Bereicherung, fördert die Kreativität und bringt Abwechslung in die Beziehung. Wenn das höhere Selbst die Führung hat, ist Erotik, Schönheit, Liebe, Respekt und Achtung vor dem anderen stets gegenwärtig. Er oder sie ist dann kein Gefangener einer falschen Programmierung, sondern frei, ein Spiel zu spielen oder nicht. Derjenige schlüpft aus Freude in eine andere Rolle. Nicht aus Neigung.

In eine Rolle zu schlüpfen bedeutet, dem anderen, wenn er eine Neigung hat, das zu geben, was er braucht, um erfüllt und glücklich zu sein. Ich gebe es ihm freiwillig. Ich sehe Demütigungen oder Dominanzgehabe nicht als Herabsetzung meiner Person an, sondern bin mir bewusst, dass sie zum sexuellen Rollenspiel gehören. Im normalen Leben gehen wir liebevoll miteinander um. Nur in der Sexualität leben wir Neigungen aus.

Die Geschichte von Julia und Roland

Julia und Roland kannten sich seit fast zwei Jahren. Sie gingen in ihrer Freizeit gemeinsam wandern, spielten Tennis oder kochten in Julias gemütlicher Küche, probierten regionale Spezialitäten aus. Julia spürte, dass Roland sie sehr mochte. Trotzdem wahrte er stets eine gewisse Distanz, auch wenn es Momente gab, in denen er sie mit den Augen förmlich verschlang.

Mit der Zeit ging in Julia eine Veränderung vor. Roland brachte ihre Gefühle mehr und mehr in Wallung. Und wenn sie in der Früh wusste, dass sie ihn abends sehen würde, hatte sie neuerdings ein Kribbeln im Bauch. Sie wollte das zunächst nicht wahrhaben, verdrängte erotische Gedanken. Dabei war ihr längst klar, dass sie ihren Freund begehrte.

Eines Abends, sie hatten *Schinkenfleckerl* mit selbst gemachten Nudeln gekocht und tranken einen passenden Wein dazu, sagte sie ihm, dass sie mit ihm Sex haben wolle. Sie sagte es sinnlich, mit schöneren Worten. Die Atmosphäre war entsprechend: Kerzenlicht, leise Musik … Sie wissen schon. Roland schaute seine Freundin lange an, hob erstaunt eine Augenbraue. Julia wurde ein wenig verlegen. Hatte sie seine Blicke etwa missverstanden?

Er tupfte sich mit der Serviette den Mund, nahm einen Schluck Wein und sagte: »Julia, ich möchte das auch. Ich wünsche mir seit Langem nichts sehnlicher. Nur … ich habe spezielle Neigungen.«

»Spezielle Neigungen?« Julia ging im Eiltempo alle Sexpraktiken durch, die sie kannte. Es waren nicht allzu viele. Waren davon denn welche *speziell*?

»Ich hatte liebevolle Eltern«, begann Roland zu erzählen. »Insbesondere mein Vater glaubte an mich und stand hinter mir, was immer ich auch tat. Das stärkte mein Selbstbewusstsein und so war ich in der Lage, sowohl meine privaten als auch beruflichen Träume auszuleben. Es gab nur ein Tabuthema in unserer Familie: Sexualität. Die körperliche Liebe mit all ihren Facetten wurde als etwas Sündiges, Schlechtes betrachtet. Meine Mutter behauptete sogar, dass keine *anständige* Frau sich jemals freiwillig für so was wie Sex hergeben würde. Als ich etwa zwölf Jahre alt war und meine Sexualität zu erwachen begann, bekam ich zum Geburtstag ein Buch mit Sagen und Geschichten aus fremden Ländern geschenkt. Eine Geschichte las ich immer und immer wieder. Sie berührte mich, brachte mich zum Nachdenken und löste sexuelle Empfindungen bei mir aus. Ich glaube, dass sie meine Sexualität geprägt hat. Sie handelte von einem Kalifen und dessen einzige, wunderschöne Tochter, die eines Tages verschwunden war. Der Kalif schickte seine Soldaten aus, um sie zu suchen, doch sie kamen nach Wochen ergebnislos zurück. Der Herrscher war verzweifelt, wusste sich keinen Rat. Schließlich ließ er in seinem Reich verkünden, dass derjenige seine Tochter zur Frau haben solle, der sie ihm unversehrt zurückbringen würde. Neben zahlreichen Prinzen machte sich auch ein einfacher Bauernbursche auf die Suche. Ich will hier nicht auf die Einzelheiten eingehen, wie und wo er die schöne Tochter fand, nur so viel: Er brachte sie unversehrt ihrem Vater zurück. Der Kalif war hocherfreut und überglücklich, wenn auch nicht über den neuen Schwiegersohn, der offensichtlich nicht standesgemäß war. Doch er wollte sein Wort nicht brechen und gab seine Tochter dem Bauernburschen zur Frau, so wie er es versprochen hatte. Die Tochter haderte mit ihrem Schicksal, zankte und keifte und verweigerte sich ihrem Gemahl, den sie weder respektierte, noch schätzte und schon gar nicht von Herzen liebte. Der junge Mann sah sich das eine Zeit lang an. Dann packte er seine zeternde Gemahlin, schmiss sie sich über die Schulter und brachte sie huckepack in den Turm des Anwesens, in dem sie jetzt lebten. Dort fesselte er das schöne Mädchen, das sich heftig wehrte, band ihr zum Schluss ein Stück Stoff um den Mund, sodass endlich Ruhe war. Er hob ihren Rock, griff nach einer Peitsche, holte mit elegantem Schwung aus und ließ den Riemen immer und immer wieder auf ihr nacktes Gesäß fahren, sodass sie jedes Mal laut aufstöhnte vor Schmerz. Danach, so sagt die Geschichte, war sie ihm eine ergebene und liebende Ehefrau.« Roland sah seine Freundin prüfend an, und als er geendet hatte, sagte er: »Julia, ich sehe dich mit hochgesteckten Haaren, einem ledernen Halsband um, die Hände am Rücken gefesselt. Du, schön und begehrenswert, mir als Sexsklavin ergeben!«

Julia wusste aber sofort: »Sexsklavin. Das mache ich nie!«

Es verging ein weiteres Jahr. Roland hatte volles Verständnis für Julias Entscheidung, bedrängte sie nicht. Und sie war ihm dankbar für seine Offenheit. Das verband beide noch mehr. Und eines Tages sagte sie zu ihm: »Du Roland, ich weiß nicht, ob ich es packe, aber wenn du magst, probieren wir es einmal aus.«

Roland wusste im ersten Moment nicht, was sie eigentlich meinte. Bis bei ihm der Groschen fiel: »Du willst wirklich …?«

Julia nickte. »Aber nur unter einer Bedingung«, fügte sie an. »Du darfst die Schläge mit der Peitsche nur andeuten. Keinesfalls darfst du mir wehtun.«

Am nächsten Abend ging sie zu ihm. Sie steckte sich die Haare hoch, legte ihr Kleider ab und zog schwarze Lederstiefel an. Er band ihr ein Lederhalsband um, fesselte ihre Hände auf dem Rücken. Julia starb innerlich sieben Tode, während Roland ihre Nacktheit und Schönheit bewunderte. Er trug jetzt nur noch verwaschene Jeans, war barfuß. Mit nacktem, durchtrainiertem Oberkörper, die Peitsche in der Hand, war er ganz Herr und eins mit seiner Rolle.

Das konnte Julia von sich nicht gerade sagen. Alles war neu und ungewohnt für sie. Doch sie versuchte, aufrecht zu stehen, die Schultern zurück und mit offenem Blick. Sie war auch als *Sexsklavin* eine stolze Frau, sich ihrer selbst bewusst.

Nachdem es vorbei war, band Roland Julia los, bedankte sich aufrichtig bei ihr. Er wirkte so strahlend, war so glücklich, dass es Julia ganz warm ums Herz wurde.

Es vergingen Wochen, bis sie erneut zu einem Spiel bereit war. Roland hatte beim ersten Mal ihr Vertrauen nicht missbraucht, und so hoffte sie, würde es auch diesmal sein.

Danach wusste Julia, dass sie ihrem Freund voll und ganz vertrauen konnte. Die Abstände zwischen den Treffen wurden kürzer. Sie hatte mittlerweile eine gewisse Freude daran. Die strengen Befehle waren ja nur ein Teil des Spiels. Das Schöne für Julia war nicht nur, dass sie sich bedingungslos hingeben konnte, sondern vor allem seine Dankbarkeit und Wertschätzung, seine innigen Umarmungen und zärtlichen Küsse zwischendurch und ganz besonders am Ende. Er war so voller Liebe und Einfühlungsvermögen, wie sie das bei einem Mann selten erlebt hatte. Einmal, und das berührte sie ganz besonders, faltete er danach die Hände und betete: »Danke, lieber Himmel, dass du mir einen so wunderbaren Menschen wie Julia geschickt hast!«

Seitdem weiß Julia, dass es nicht darauf ankommt, *was* ein Mensch für einen anderen tut, sondern dass es aus Liebe geschieht.

Teuflischer Sex

Ist ein Teil der Sexualität auf Unterdrückung programmiert, aber nicht mit dem höheren Selbst verbunden, wird es teuflisch. Der andere wird in seiner Person als Sklave gesehen. Als ein Häuflein Dreck. Ihm werden kein Respekt und keine Achtung entgegengebracht. »Grenzen sind dazu da, um überschritten zu werden«, sagt sich derjenige dann, und verbindet sich statt mit seinem göttlichen Ich mit der Macht der Unterdrückung. Er selbst wird zur Macht. Denn das Spiel beschränkt sich nicht auf die Sexualität, sondern nimmt ihn auch im Alltag gefangen.

Der Sklave oder die Sklavin selbst sieht sich ohne Wert. Glaubt, die »Strafe« verdient zu haben, und ist dem Peiniger für ein wenig Beachtung und Zuwendung dankbar.

Subtile Machtspiele

Subtile Machtspiele finden so gut wie in jeder Beziehung statt, die noch nicht die wahre Liebe erfahren hat. Oft glaubt ein Mann, sich von der Programmierung, seine Partnerin sei eine Sexsklavin, befreit zu haben. Er will dann zeigen, wie sehr er sie wertschätzt. Hat er zuvor noch Befehle gebrüllt, wie: »Nimm meinen Schwanz in deine Hand! Blas mir einen! Leck mich!« So geht er jetzt mit Worten wie: »Gut machst du das«, »Schön« und »Du bist eine braves Mädchen« verschwenderisch um. Doch die wahre Botschaft lautet: »Du hast mir gefälligst zu dienen!«

Klar, dass ich mich als Frau unterdrückt fühle, da nützt auch das viele Loben nichts. Nur wenn ich eine erwachsene Frau, eine Geliebte bin, kann ich über seine Programmierung des Rollenspiels, des Anherrschens und Lobens hinwegsehen. Ich kenne meinen Wert. Was mich zu einer wahren Geliebten macht, ist die Kunst, auf ihn einzugehen. Ich lasse ihn, wenn es ihn glücklich macht. Ich fühle mich weder als Sexsklavin noch unterdrückt. Ich gebe ihm das Gefühl: »Ich lehne deine Form der Sexualität nicht ab. Ich gehe auf dich ein. Du bist richtig so, wie du bist.«

Dafür verehrt und liebt er mich. Das macht ihn zufrieden und mich zu einer Göttin der Liebe.

Ein weiteres subtiles Machtspiel ist im Mann fest verankert. Er denkt dann tatsächlich, dass die Frau eine Sexsklavin ist. Deshalb kann er sie weder umarmen, noch küssen oder lecken. Dafür »darf« sie ihn massieren, streicheln, seinen Körper mit Küssen bedecken, ihm einen blasen und seinen Schwanz reiten. Was am Ende des Liebesspiels geschieht, bestimmt ausschließlich er. Er fühlt sich als Gönner. Er hat die Frau auserwählt, ihn zu verwöhnen. Er hat keineswegs das Gefühl, ihr etwas vorzuenthalten. Seine Liebe drückt sich darin aus, dass sie *machen darf*. Er ist davon überzeugt, sie zu lieben und glaubt, dass sie ihn braucht.

In der Rolle gefangen

Der Aussteiger

Manchmal signalisiert das Unterbewusstsein dem Mann, dass geiler Sex die Frau entwürdigt und ihn schuldig macht. Es ist so ein Gefühl, das sich in ihm breitmacht, keine bewusste Entscheidung. Er will nicht so ein geiler Typ sein, dem Sex über alles geht. So reduziert er Sex auf ein Minimum.

Doch Halt. Stopp. Er vergisst dabei etwas Wichtiges: Seine Partnerin wünscht sich vielleicht nichts sehnlicher, als eine regelmäßige, schöne Sexualität mit ihm zu haben. Mit ihm und keinem anderen.

Der Bestimmer

In seiner Rolle gefangen ist auch der Mann, der glaubt, dass nur er bestimmen darf, wo es langgeht. Er fühlt sich sofort bedroht, wenn die Frau Entscheidungen trifft. Er kennt das Wechselspiel nicht. Dieses Rollen- und Machtspiel überträgt sich meist auf den Alltag und somit außerhalb der Sexualität. Er ist davon überzeugt, sein Gesicht zu verlieren, wenn nicht alles und jedes von ihm bestimmt wird.

Der Sklave, die Sklavin

Wenn der Mann in der Rolle eines Sklaven gefangen ist, dann ist er nicht mit seinem höheren Selbst, der wahren Kraft und Macht verbunden. Meist lebt er außerhalb seiner Mitte beide Extreme aus. Im Beruf hat er Macht über andere, die jedoch nicht von seinem göttlichen Ich kommt. Zum Ausgleich geht er zu einer Domina, um sich wiederum einer Macht zu unterwerfen, die keine wahre Macht ist. Ihm fehlt die natürliche gesunde Autorität, die wahre Führungskraft in ihm selbst. Er sollte sein höheres Selbst bitten, ihn aus dem Gefängnis der falschen Machtausübung zu befreien. Sei es autoritär, im Umgang mit Geld oder sexuell.

Oder es ist umgekehrt. Der Mann fühlt sich beruflich unter Druck. Er hat nichts zu sagen, ist nur Befehlsempfänger. Zu Hause dann dreht er den Spieß um und behandelt seine Lebensgefährtin oder Ehefrau wie eine Sklavin. Übt Macht und Druck aus, um wieder seine Mitte zu finden und sich gut zu fühlen. Hier liegt viel Potenzial für Konflikte in einer Beziehung. Fühlt sich die Frau jedoch als Göttin der Liebe, durchschaut sie sein Machtspiel und seine Unfähigkeit, Liebe zu zeigen. Sie geht mit ihm wie eine liebevolle Erwachsene mit einem Kind um. Sie nimmt seine Unzulänglichkeiten nicht persönlich und stärkt durch Anerkennung und Wertschätzung sein Selbstbewusstsein, anstatt ihm vorzuwerfen, wie schlecht er sie behandelt. Dabei bleibt sie immer sie selbst, ist niemals unterwürfig, jedoch freundlich und gelassen.

Ist die Frau dagegen im Rollenspiel einer Sklavin gefangen und hat die Demütigungen ihres Partners satt, so befindet sie sich in einem Konflikt. Ihr Inneres, ihre Programmierung, getrennt vom göttlichen Ich, sendet aus: »Du musst dich als Sklavin zur Verfügung stellen!« Ihr Herz und ihr Verstand jedoch sagen: »Du willst das nicht mehr!« Dieser Zwiespalt ist wie das Aufbegehren eines Kindes gegen einen Erwachsenen, und sie erntet dafür doch nur Demütigungen. Der Mann fühlt sich getäuscht. Auf der Verpackung ihres physischen Körper stand: »Ich stehe dir zur Verfügung. Ich tue alles für dich!« Und nun stimmt das nicht mehr.

Was die Frau frei machen und ihr helfen kann, um die Ausstrahlung eines Erwachsenen zu bekommen, vor der man(n) Respekt und Achtung hat, ist die Verbindung zu ihrem höheren Selbst. Mit dessen Hilfe könnte sie sich sofort befreien. Doch ihr physischer Teil käme da nicht mit. Der kann sich nicht von einem Moment zum anderen für die Freiheit öffnen. Der braucht seine Zeit. So kann sie sich nur täglich sagen: »Ich öffne mich immer mehr, um frei und glücklich zu sein.« In der Gewissheit, dass ihr göttliches Ich bei ihr ist und ihr hilft, von innen heraus Kraft und Stärke zu erlangen.

Der Mann wird irgendwann die Verwandlung spüren. Vielleicht bekommt er Angst, sie zu verlieren. Vielleicht steckt er weiterhin in einer falschen Programmierung fest, wird immer gewalttätiger und versucht, sie durch Zwang zu halten.

Wenn die Beziehung den Zweck hat, sich selbst zu erkennen und sein göttliches Ich zu finden, kann die Frau die Liebe des Mannes, die unter seiner Grobheit lauert, erkennen und spüren. Sie ist dann in der Lage, als erwachsene Frau mit ihm zu leben, was ein Glück für beide wäre. Spürt sie seine Liebe jedoch nicht, gibt es keinen Grund, länger bei ihm zu bleiben.

Unterdrückung – Sklavin sein im Alltag

Jeder Mensch ist über Generationen in den Zellen programmiert, Sklave oder Sklavin zu sein. Viele haben sich mehr oder weniger befreit, anderen ist das bis heute nicht wirklich gelungen. Es gibt Menschen, die glauben, nur als Sklave oder Sklavin akzeptiert zu sein. Sie werden sich vergeblich um Achtung und Respekt bemühen, wenn sie nicht durch ihr höheres Selbst die entsprechende Ausstrahlung haben.

So reizvoll es sein kann, in die Rolle einer Sklavin zu schlüpfen oder für ein Sexspiel Herrin zu sein und den Mann zu dominieren, so zerstörerisch ist Gewalt im Alltag. Da wird nicht nur geschlagen und geprügelt, da wird vor allem mit Worten auf die Würde des anderen gezielt. Die Grenzen der Belastbarkeit werden seitens des Peinigers immer neu ausgetestet. Wenn die Sklavin bei einer zu verrichtenden Arbeit nicht ordentlich arbeitet, wird sie aufs Schärfste kritisiert oder gar misshandelt. Der Unterdrücker beobachtet sie ständig, bewertet sie, verlangt unbedingten Gehorsam. Auch in Gesellschaft fallen ihm eine Menge fieser Bemerkungen ein, um die Partnerin bloßzustellen. Peinliche Situationen werden bis ins Detail erzählt, zur Belustigung der anderen, während die Betroffene sich vor Scham windet.

Auch wenn noch immer zahlreiche Frauen von sich glauben, es nicht besser verdient zu haben und sich von einem Mann unterdrücken lassen, so drehen doch mehr und mehr Frauen den Spieß um und unterdrücken nun den Mann. Doch was bringt ihnen das? Sie vertauschen nur die Rollen. Eine Frau, verbunden mit ihrem höheren Selbst, ist sowohl vor Unterdrückung als auch Machtmissbrauch geschützt. Sie ist eine Erwachsene. Sie hat ihre Mitte. Sie ist sich ihrer selbst bewusst.

Erziehungsmittel: den Sex verweigern

Katharina ist mit Karl fast zehn Jahre verheiratet. Unbewusst ist sie während des Zusammenlebens in die Opferrolle der Sklavin geschlüpft. Doch irgendwann ist sie von den ständigen Anweisungen und dem Gemeckere ihres

Mannes so gekränkt, dass sie nicht mehr mit ihm intim sein kann. Solange sie einer Illusion folgte und an Liebe glaubte, war es ihr möglich, Sex mit ihm zu haben. Jetzt geht das nicht mehr. Ein unüberwindbarer Graben hat sich aufgetan. Und das, obwohl sie die Probleme immer wieder angesprochen hat. Ja, sie hat sich fast das Herz aus der Seele geredet. Doch Karl konnte sie nicht verstehen. Sie waren und sind nicht auf der gleichen Ebene. Entweder spricht der Verstand zum Verstand oder das Herz zum Herz, das verschlossen ist.

Karl spürt, er hat etwas falsch gemacht, weiß aber nicht genau was. Für eine Entschuldigung fehlt ihm die Verbindung zu seinem höheren Selbst, die ihm Einsicht geben würde. Er kann keine Fehler bei sich erkennen, denn er ist, wie er ist. Doch er wartet geduldig. Eine Woche. Noch eine Woche. Monate.

Katharina wartet auf eine Entschuldigung von ihm. Karl wartet, dass sie wieder Sex mit ihm hat. Er wäre schon längst bereit, ihr alles, was sie sich wünscht, zu geben, wenn sie es nur einfordern würde. Schließlich sagt er in seiner größten Not: »Wenn du mich nicht mehr willst, dann geh doch. Hau ab!«

Der einzige Grund, warum sie noch da ist, ist die Hoffnung auf seine Liebe. Dass er jetzt so reagiert, gibt ihren Gefühlen den Todesstoß.

Dabei wünscht Karl sich nur ihre Dominanz. Sein größter Wunsch ist eine erwachsene, selbstbewusste Frau. Eine Geliebte. Eigentlich ist er derjenige, der Anweisungen braucht. Weil der Graben unüberwindbar scheint, kommt es zur Trennung und schließlich zur Scheidung. Dabei hätte es genügt, wenn sich einer von beiden mit seinem höheren Selbst verbunden hätte, um seine Mitte zu finden und entsprechend erwachsen zu reagieren. Dann wäre er auch verstanden worden.

Eine Frau sieht Sexualität oft als »nur heilig« an, nicht auch als Materie: Service an ihm, an ihr. Sexualität einzusetzen, um zu erreichen, was sie will, käme ihr nicht in den Sinn. Dabei übersieht sie den Wunsch des Mannes nach Führung. Er ist nur scheinbar stark. Sie soll den Mann nicht zum Sklaven erziehen, doch ist es erlaubt, über den Sex Druck auszuüben. Das dient ihm und das dient ihr. Es ist beider Glück.

Bei der Recherche zu diesem Buch fand ich in einer älteren Frauenzeitschrift unter der Überschrift: »Was tun, wenn der Liebste nicht spurt?« unter anderem folgende Meinung:

»Verweigern Sie sich! Wegen seines starken Geschlechtstriebs lässt sich der Mann von einer Frau, die es versteht, ihn über längere Zeit hinzuhalten und somit zu quälen, leicht kontrollieren. Je grausamer sie dabei vorgeht, desto gehorsamer wird er. Verwenden Sie in seiner Gegenwart aufreizende Parfüms, führen Sie laszive Gespräche mit ihm und streicheln Sie ihn an den Geschlechtsteilen. Erinnern Sie ihn immer dran, dass er erst dann in den Genuss sexueller Belohnung gelangt, wenn er sich ihrer würdig erwiesen hat. Auf gar keinen Fall sollten Sie ihm gestatten zu ejakulieren. Anfangs werden die meisten Männer auf diese Erziehungsmaßnahme gereizt und fordernd reagieren, aber wenn eine Frau hart bleibt und ihrem Mann klarmacht, dass er erst dann in sie eindringen darf, wenn sie den Zeitpunkt für gekommen hält, akzeptiert er bald ihre Überlegenheit. Der entscheidende Punkt bei der Erziehung besteht darin, klare Verhaltensregeln aufzustellen und deren Einhaltung konsequent durchzusetzen. Jeder Hundetrainer wird bestätigen, dass Nachsichtigkeit nur verwirrt und frustriert – weil das Tier nicht weiß, wie es sich benehmen soll. Wenn aber einem Mann klar ist, dass er unausweichlich keinen Sex bekommt, wird er tun, was sie will.«

In Lysistrata, der bekanntesten Komödie des griechischen Dichters Aristophanes (geschrieben 411 v. Chr.), thematisiert er den Kampf einiger Frauen gegen die Männer als Verursacher von Krieg und dem damit verbundenen Leiden. Die Frauen Athens und Spartas verschwören sich, um den Frieden zu erzwingen. Sie besetzen nicht nur die Akropolis, sondern verweigern sich auch sexuell gegenüber ihren Gatten. Ich schreibe hier kein Buch über die griechische Mythologie, deshalb sage ich gleich, der Liebesentzug führte zum Erfolg.

Die Friedensnobelpreisträgerin, Bürgerrechtlerin und Politikerin Leymah Roberta Gbowee hat sich vielleicht an dieses Stück erinnert, als sie 2002 die Gründung der Bewegung »Women of Liberia Mass Action for Peace« organisierte. Die Aktion, die sich u. a. gegen die chaotischen und brutalen Übergriffe der Taylor-Regierung richtete, begann mit öffentlichen Gebeten und Protestliedern. Und gipfelte in dem Aufruf an die liberianischen Frauen zum permanenten Sex-Entzug, um eine friedliche Politik zu erreichen.

Der physische Körper – ein Computer, der programmiert ist

Der physische Körper ist nichts anderes als ein Computer mit individuellem Design, der programmiert ist. Stellt sich nur die Frage: Mit was ist er programmiert? Mit der Wahrheit des höheren Selbst, das den Menschen sich frei entfalten lässt. Oder mit einem Programm, das mit Viren infiziert ist und den Menschen irgendwann zerstören wird?

Die mögliche Programmierung einer Frau

Programmierung 1

Sie darf keine eigenen Wünsche und Bedürfnisse haben und muss sich selbst vollkommen aufgeben. Sie darf sich nicht einmal die Idee eines Wunsches erlauben, lebt unter einem ständigen Verbot, etwa: »Es steht dir kein Stück Schokolade zu. Wenn du nur daran denkst, Schokolade essen zu wollen, wirst du windelweich geprügelt.« Sie ist programmiert, dem Mann blind zu gehorchen und jederzeit zur Verfügung zu stehen.

Programmierung 2

Sie tut nur, was sie will. Es ist ihr egal, welche Bedürfnisse ihr Mann oder Lebenspartner hat. Sie nutzt ihn aus, zahlt ihm heim, was ihr als Frau ihrer Meinung nach angetan wurde. Auf der Verpackung seines physischen Körpers stand einst: »Ich habe keine eigenen Wünsche und will dir blind gehorchen.« Deshalb hat sie ihn auserwählt und deshalb hat er sich von ihr erwählen lassen.

Programmierung 3

Sie ist programmiert, sich dem Sex hemmungslos zu öffnen. Sie ist immer nur geil, doch nie befriedigt.

Auch das Gegenteil kann der Fall sein: Sie hat keine Lust auf Sex, ist jeglicher Lust gegenüber verschlossen.

Programmierung 4

Wenn sie nicht die Energie der göttlichen Liebe im Mann spürt und davon in ihrem Herzen berührt wird, lässt sie Sex kalt. Sie hat keine Motivation, ihm »nur seine Geilheit« zu befriedigen.

Programmierung 5

Weil sie eine Freundin, Lebenspartnerin oder Ehefrau ist, muss sie dem Mann zur Verfügung stehen und ihn befriedigen, auch wenn sie keine Liebe spürt.

Programmierung 6

Sie ist programmiert, sich dem Mann als Sexsklavin zur Verfügung zu stellen. Er darf sie demütigen, ihr Schmerzen zufügen, sich über ihre vermeintlichen Mängel lustig machen, sie schlagen und anspucken.

Die Frau kann sich fragen: »Ist mein Computer mit Wahrheit programmiert? Bin ich ein göttliches Wesen in einem physischen Körper? Dient mein Körper dazu, meinem höheren Selbst, der Macht und Kraft Ausdruck zu verleihen? Wird die Materie damit beseelt? Bin ich in der Lage, mir und andere einen Himmel auf Erden zu bereiten? Oder ist mein Computer von Generation zu Generation falsch programmiert worden, sodass ich nicht richtig leben, lieben und Freude empfinden kann?«

Wenn Sie Ihr laufendes Programm ändern wollen, so gelingt das nicht alleine durch Ihren physischen Körper. Sie müssen Ihr höheres Selbst, Ihren Erwachsenen, bitten, das Programm zu korrigieren und auf Wahrheit auszurichten. Wie ein Kind, das nun nicht mehr alleine ist, sondern den Beistand und Schutz eines Erwachsenen hat, lernt der physische Körper, sich immer mehr der Wahrheit zu öffnen und dem göttlichen Ich zu folgen, als seine einzige Autorität. Dann werden Sie zu dem Menschen, der Sie wirklich sind. Dann sind Sie in Ihrer Mitte. Dann erst sind Sie sich selbst bewusst.

Die mögliche Programmierung des Mannes

Sobald ein Mann verheiratet ist oder ein eheähnliches Verhältnis mit einer Frau eingeht, sieht er sie nicht mehr als Geliebte. Es läuft das Programm: »Sie als Geliebte anzusehen, würde sie entehren, diskriminieren, auf eine andere Stufe stellen und beleidigen.« Er schätzt und liebt sie als Partnerin.

Dementsprechend mechanisch ist der Sex. Warum soll er sich auch anstrengen. Er hat sie.

Doch ein Mann will und muss eine Geliebte haben. So macht er sich auf die Suche. Eine Geliebte kostet Geld, das weiß er, und er ist bereit, dafür zu bezahlen.

Nach einiger Zeit hat er eine Geliebte gefunden. Sie verstehen sich beide gut. Sie haben himmlisch geilen Sex, wenn sie zusammen sind, und er spürt, dass sie ihn liebt. Jetzt wechselt sein Gefühl von »Ich brauche sie« bis zu »Ich habe sie«. Er will nicht mehr für die Geliebte zahlen. Seine Beteiligung an der Wohnungsmiete, dem Lebensunterhalt, ihrem Auto …, all das soll zukünftig entfallen. Seine Programmierung lautet nun: »Wir lieben uns. Also ist es anstößig, in irgendeiner Form zu bezahlen. Das würde sie entehren, diskriminieren, auf eine andere Stufe stellen und beleidigen.« Er geht ganz selbstverständlich davon aus, dass sie auf Geldzuwendungen keinen Wert mehr legt, weil sie ihn liebt. Dass er nur sporadisch bei ihr sein kann, weil er eine Frau oder sogar Familie hat, soll sie einfach so wegstecken. Er glaubt, sie ist glücklich. Für ihn ist sie durch die Liebe zu einer Freundin geworden. Und eine Freundin kostet nichts.

Doch ein Mann will und muss eine Geliebte haben. So macht er sich erneut auf die Suche. Eine Geliebte kostet Geld, das weiß er, und er ist bereit, dafür zu bezahlen.

Nach einiger Zeit hat er eine Geliebte gefunden. Nun hat er eine Ehefrau, eine Freundin und eine Geliebte.

Der Mann ist programmiert: Wenn die Frau ihn liebt, so ist das eine bedingungslose Liebe, wie die seiner Mutter. Ihr Glück ist einzig und allein das, was sie ihm gibt. Sie sorgt für ihn und verwöhnt ihn. Sie stellt keine Bedingungen, fordert nichts für sich ein. Er ist stolz auf sich, dass sie durch ihn dieses Glück erleben darf. Er fühlt sich als Gönner. Er hätte auch eine andere Frau treffen können, die er als anziehend empfunden hätte. Also muss sie froh sein, dass seine Wahl auf sie gefallen ist. Er schätzt kaum, was er von ihr bekommt. Er sieht eher, was sie durch ihn hat und dass sie ihn lieben darf.

Der Mann und seine Gefühle

Stellen Sie sich vor, dass der Mann einst von seinen Gefühlen getrennt wurde, um in der Lage zu sein, die Frau zu versklaven und als seinen Besitz zu betrachten. Ein Programm »Rohling'« machte ihn zu einem Kerl, der keine Gefühle und kein Mitgefühl kennt. Zärtlichkeiten wie küssen, streicheln und einfühlsam sein wurden aus seinem Bewusstsein gelöscht. Er interessierte sich beim Sex weder für ein Vor- noch für ein Nachspiel. Es ging ihm nur um rohen Sex. Und war die Frau nicht willig, dann gebrauchte er Gewalt.

Heute jedoch haben die meisten Männer keine Lust mehr auf eine Programmierung, die ihnen keine wirkliche Freude bringt. Die Rolle des Rohlings ist ihnen lästig. Seit sie am eigenen Leib gespürt haben, wie schön es sein kann, gestreichelt und liebkost zu werden, wollen sie mehr davon. Und sie wollen selbst streicheln, küssen, lecken ... Wollen den Frauen all das geben, was diese über Jahrtausende vermisst haben und warum sie sich oft verweigerten. Es kommt sogar vor, dass der Mann zu der Frau während des Sexspiels sagt: »Hauptsache du bekommst einen Höhepunkt und bist glücklich!« Er sagt es nicht nur. Er meint es aus ganzem Herzen.

Das ist schön für die Frau. Doch wehe sie lässt den Mann spüren, dass sie es nur über sich ergehen lässt, nach dem Motto: »Hoffentlich ist es bald vorbei!« So eine interessiert ihn nicht. Er will mehr. Er will seine Gefühle und die der Frau wieder spüren. Er will himmlisch geilen Sex.

Bedenken Sie, dass es für den Mann ein großer Entwicklungsschritt ist, sich von seiner Programmierung zu lösen und Gefühle und Zärtlichkeiten zuzulassen. Wenn das nicht gleich so klappt, haben Sie Verständnis für ihn. Nehmen Sie seine manchmal verkrampft geschlossenen Augen nicht persönlich. Er genießt, aber es ist ihm vielleicht auch ein wenig peinlich, Ihre Berührungen einfach so entgegenzunehmen. Er muss vieles erst lernen. Und er will es auch.

Doch mit einem Vorurteil möchte ich aufräumen: Wenn die Frau vom Mann umarmt, gestreichelt, geküsst und oral verwöhnt wird, bedeutet es nicht automatisch, dass sie dann auch glücklich, befriedigt und erfüllt ist. Was sehr wohl stimmt, ist, dass die Frau beim Sex Liebe spüren will. Doch keine bedürftige Liebe des physischen Herzens, wo er sagt: »Ich brauche dich!« Sondern eine göttliche Liebe vom höheren Selbst. Diese Liebe braucht nicht, sie gibt. Wenn die Frau selbst liebt und an die göttliche Liebe glaubt, kann sie Sex mit Liebe geben. Doch nicht selten verhält sich der vom höheren Selbst getrennte Teil des Mannes abwehrend und verschließt sich.

Ist der Mann nur mit seinem physischen Herzen, seinen Gefühlen, nicht aber mit seinem höheren Selbst verbunden, sind für die Frau seine Küsse, sein Streicheln und seine Umarmungen unerträglich. Sie machen sie nicht glücklich. Sie kann seine Zärtlichkeiten nicht annehmen und wehrt sie sogar ab. Sie will seine physische Liebe nicht. Das ist bitter für den Mann. Endlich hat er sich für Gefühle geöffnet, versteht es, seine Liebe zum Ausdruck zu bringen, und jetzt zickt die Frau rum.

Hat sie nicht die göttliche Liebe in sich und ist auch er nicht mit seinem höheren Selbst verbunden, dann bleibt es für sie unangenehm und sie kann auf Sex gut verzichten. Selbst wenn der Mann versucht, sie oral zu verwöhnen und ihren Kitzler zu stimulieren. Sie wird dann auch feucht. Der Kitzler zuckt und sie kommt zum Orgasmus, eine rein mechanische Reaktion. Unangenehm ist es trotzdem für sie.

Eine Frau, die von einem Mann stark bedrängt wird, macht lieber freiwillig mit. Das ist für sie das kleinere Übel. In jedem Fall besser, als sich seiner rohen Gewalt auszusetzen, der sie körperlich nicht gewachsen wäre.

Und der Mann? Ihr Anblick hat in ihm das Programm »geil« gestartet. Er könne nichts dafür, sagt er später dem Staatsanwalt gegenüber. Sie habe ihn angemacht, habe doch freiwillig mitgemacht. Sie habe es letztendlich doch auch gewollt. Zu seiner Entschuldigung führt er an, dass sie feucht gewesen und sogar zu einem Orgasmus gekommen sei. Ja, das ist leider die weitverbreitete Meinung unter Männern, dass Feuchtigkeit und ein mechanisch ausgelöster Orgasmus unweigerlich mit Lust und Hingabe gleichzusetzen sind. Doch diese Tatsache entbindet den Mann nicht vom Vorwurf der Vergewaltigung!

Tatsächlich hat sich die Frau dem Mann in der Vergangenheit oft verweigert. Er musste sich Sex in der Ehe mit Gewalt oder durch Gesetze einfordern, zum Beispiel der »ehelichen Pflicht« zum Geschlechtsverkehr. Das will er heute nicht mehr – und er tut es meist auch nicht. Er könnte sich jetzt mit seinem höheren Selbst verbinden und zu einem Liebesgott werden. Aber dazu müsste er sich entscheiden, es zu tun. Von alleine passiert es nicht.

Romina, die Geliebte

Romina ist eine wahre Geliebte. Sie ist mit ihrem höheren Selbst verbunden, stets in ihrer Mitte und sich ihrer selbst bewusst. Sie ist eine attraktive, sinnliche und sehr erotische Frau. Die Sexualität ist ihr wichtig, denn sie bedeutet Energie und Lebensfreude für sie. Ich kenne sie noch aus der Zeit, als sie verheiratet war. Sie hatte einen beruflich erfolgreichen und sehr sympathischen Ehemann, doch er legte keinen Wert auf ihre sinnlichen Qualitäten. Abspritzen war ihm genug. Nun hätte Romina sich einen Geliebten nehmen können, der ihr das zu geben vermag, was sie vermisste. Doch das wollte sie nicht. Körperliche Treue war ihr wichtig. Sie versuchte, sich mit den Gegebenheiten zu arrangieren. Irgendwann begann sie jedoch unter dem mechanischen Sex ihres Mannes zu leiden, und schließlich, nach vielen Jahren, ließ sie sich von ihm scheiden.

Bald lernte sie einen Mann kennen, der ihr sexuell das gab, was sie sich erträumt hatte: himmlisch geilen Sex. Es war eine Fernbeziehung. An einem Wochenende fuhr sie zu ihm, am nächsten kam er zu ihr, immer im Wechsel. Beide waren auf einer Wellenlänge, hatten sich viel zu sagen und teilten gemeinsame Interessen. Weil die Beziehung gut lief, beschlossen sie zusammenzuziehen. Theoretisch ein guter Gedanke. Praktisch nicht. Kaum lebten sie gemeinsam, trat seine Programmierung in Kraft: »Die Frau sei dem Manne untertan.« Romina wunderte sich. Ihr Freund war erheblich jünger und sie hätte sich eine fortschrittlichere Meinung von ihm erwartet. Sie dachte: »Das mit seiner Fehlprogrammierung ist wirklich schade. Ich muss halt darauf achten, immer ganz in meiner Mitte zu bleiben, darf nur meiner Intuition folgen. Und bei seinen Machtspielen spiele ich einfach nicht mit.«

Das funktionierte so lange, bis sie eines Tages plante, gemeinsam mit ihrer Mutter eine Woche nach Italien zu reisen. Sie fragte ihren Freund, ob er mitkommen wolle, stimmte den Termin mit ihm ab. Kurz vor der Abreise kam ihm jedoch beruflich etwas dazwischen.

»Na gut, dann kommst du in zwei Tagen nach«, schlug Romina vor. Sie fand seinen verkürzten Aufenthalt zwar schade, aber so war es nun mal.

»Verkürzten Aufenthalt?«, wiederholte er. »Nein, nein, wir fahren alle zusammen, nur später!«

»Aber das geht nicht, das Hotel ist gebucht und es ist der Geburtstag meiner Mutter. Wir fahren zum vereinbarten Termin und du kommst nach!«

Er sah sie an, ein Blick aus grünen Augen. Ein Blick, der sie in Ekstase versetzen konnte. »Du liebst mich nicht«, erwiderte er gekränkt. »Du willst einfach losfahren, ohne an mich zu denken.«

Sie hätte jetzt noch eine Weile mit ihm diskutieren können, immerhin war noch ihre Mutter und deren Geburtstag im Spiel. Sie ließ es sein, blieb freundlich aber bestimmt. Und fuhr.

Was folgte, war über Wochen eine Litanei aus immer den gleichen Vorhaltungen: »Du bist ohne mich gefahren. Du liebst mich nicht. Warum bin ich dir egal?«

Dieses Verhalten mag jedem Erwachsenen lächerlich erscheinen. Auch Romina ging sein Gejammere auf die Nerven. Und eines Tages trennte sie sich von ihm. Einem Kind immer wieder erklären zu müssen, was sie für es empfand, war ihr auf Dauer zu mühsam.

Dann lernte sie Hennes kennen. Er lebte in München in einem möblierten Zimmer. Statt Dusche nur ein Waschbecken mit Durchlauferhitzer, das Gemeinschafts-WC war im Treppenhaus. Er hatte sich den Traum einer kleinen Weinhandlung erfüllt und war bereit, dafür einiges zu opfern. Er war ein zielbewusster und sehr liebevoller Mann. An einem Wochenende fuhr Romina zu ihm, dann kam er zu ihr, immer im Wechsel. In seinem Rucksack (er fuhr mit der Bahn) stets ein kleines, aber liebevoll ausgesuchtes Präsent für sie.

So wie es war, war es gut für Romina. Sie hatte alle Freiheiten und seine Liebe. Er hatte sein Weingeschäft, sein Leben und die Liebe von ihr.

Leider trat nach zwei Jahren seine Programmierung in Kraft: »Wir kennen uns schon so lange. Jetzt müssen wir zusammenleben.« Sein Plan war, zu ihr in die große Wohnung zu ziehen, sein Weingeschäft aufzugeben und sich in Salzburg, wo sie lebte, Arbeit zu suchen, vielleicht als Kellner. Alles nur, um Romina täglich zu sehen.

Sie schlief nicht in jener Nacht, als er es ihr sagte. Sie lag nur da und rechnete. Zwei mal 365 Tage = 730 Tage. So lange kannten sie sich. Davon hatten sie fast jedes Wochenende zusammen verbracht, machte 208 Tage. Wie viele Tage würden ihnen noch bleiben, wenn er tatsächlich zu ihr ziehen und sein Leben für sie aufgeben würde? Sie kam auf keine sehr hohe Zahl, hatte nur das Gefühl, bald einen Klotz am Bein zu haben. Seine hohen Erwartungen an ihre Beziehung erdrückten sie. Da nutzte es auch nichts, dass er bescheiden war und keine materiellen Ansprüche stellte. Und noch etwas: Wollte sie überhaupt mit ihm leben? Sie hatte sich diese Frage nie gestellt.

Sie trauerte um die Beziehung, obwohl sie noch nicht zu Ende war. Oh, wie hatten sie beide das Leben und die Liebe genossen. Wie sehr hatte sie sich auf ihn gefreut. Wie sehr er sich auf sie, wenn sie zu ihm nach München in sein bescheidenes Zuhause gekommen war. Sie sei eine Bereicherung seines Lebens, hatte er immer gesagt, und dabei Glück und Zufriedenheit ausgestrahlt. Doch jetzt war er nicht mehr zufrieden. Jetzt wollte er sie ganz und gar. Er war im Mangel, nicht mehr in der Fülle. Sie empfand sich schon jetzt nicht mehr als die vollkommene Frau, die er in ihr gesehen hatte. Sie war die Frau, die ihn einmal enttäuschen und traurig machen würde. Was, wenn er keine neue Arbeit fände? Was, wenn er bald bereute, seine Weinhandlung aufgegeben zu haben, seinen Traum?

Romina beschloss, mit ihm zu reden. Es war doch gut so, wie es war. Das musste er doch einsehen.

Doch er sah es nicht ein. »Bitte, bitte, darf ich bei dir wohnen. Ich will dich jeden Tag sehen. Ich liebe dich so!« Er war von einem Liebesgott zu einem Bettler geworden. Nach einigen Wochen trennte sich Romina von ihm.

Später hörte sie von seinem Geschäftspartner, dass er depressiv und krank geworden sei und seinen geschäftlichen Verpflichtungen nicht mehr hatte nachkommen können. Die Weinhandlung gab es nicht mehr. Das tat ihr sehr leid. Sie fühlte sich schuldig und nahm sich vor, nie mehr einen Mann so zu verletzen.

Ich greife jetzt vor. Aber einige Jahre später fiel ihr in einem alten Notizbuch seine Handynummer auf. Kurzerhand rief sie ihn an. Sie wollte wissen, wie es ihm ging und ob er eine Freundin hatte, mit der er glücklich war.

Gesundheitlich gehe es ihm wieder gut, sagte er. Er würde als Kellner in einem angesehenen Restaurant arbeiten. Eine Freundin jedoch gäbe es nicht. »Wer einmal einen Ferrari besessen hat, will keinen Opel mehr fahren«, sagte er. Es sollte so leicht dahingesagt klingen. Doch für ihn war es bitterer Ernst. Auch das tat Romina leid. Er konnte sich nicht mehr für sein höheres Selbst öffnen, und somit keiner neuen Liebe.

Der nächste Mann schien für Romina der richtige zu sein. Er wohnte in der Nähe und besaß alle Eigenschaften, die sie sich wünschte: Er war ein einfühlsamer Geliebter, sie konnte gute Gespräche mit ihm führen, er war beruflich erfolgreich und sie hatten gemeinsame Interessen. Dazu war er finanziell gut gestellt, nur wenig jünger als sie, und sie konnte sich vorstellen, mit ihm zu leben. Zwei Jahre schenkte er ihr die Freiheit und all seine Liebe. Dann zog sie in sein Haus ein und es trat sein Programm: »Ich liebe dich. Du gehörst mir!« in Kraft.

Diesmal wollte sie ihn nicht wegen seiner Programmierung verlassen. Sie lebte einfach ihr Leben weiter und ließ sich durch sein beleidigtes Getue nicht beirren. Erst als er begann, sie systematisch zu unterdrücken, stellte sie die Beziehung infrage. Schließlich verließ sie ihn. Die Trennung fiel ihr schwer, denn er war lange Zeit ihr Traummann gewesen.

Nach dieser schmerzlichen Erfahrung wollte Romina so schnell keine feste Beziehung mehr eingehen. Sie genoss das Leben und die Freiheit, konzentrierte sich auf ihren Beruf als Rechtsanwältin. Bis sie Janic kennenlernte, der als Kritiker für eine Gourmetzeitung arbeitete und viel unterwegs war. Sie lernten sich bei der Eröffnung eines Spezialitätenrestaurants kennen und hatten eine Nacht lang himmlisch geilen Sex, bei dem die pure Liebesenergie floss. Er wollte sie wiedersehen. Gestand ihr jedoch, dass er glücklich verheiratet sei und Familie habe.

Romina überlegte kurz. Dann sagte sie, dass sie gerne seine Geliebte sein würde, aber nicht umsonst. Das wäre ein unfaires Spiel und sie käme nicht gut dabei weg. Geld gäbe ihm die Freiheit, verheiratet zu sein, und ihr ein gutes Gefühl, das zu akzeptieren. Janic war einverstanden.

Viele Jahre lang war sie seine Geliebte. Sie trafen sich regelmäßig in ihrer Wohnung, liebten sich. Manchmal gingen sie aus oder sie begleitete ihn auf einer seiner Reisen, die er aus beruflichen Gründen unternehmen musste. Für sie war es der Himmel auf Erden. Doch eines Tages rief er an, aber nicht, um sich mit ihr zu verabreden. Romina spürte bei den ersten Worten bereits, wie sich etwas in ihr Herz grub, etwas, das da nicht hingehörte, aber hartnäckig bohrte. Wie um es zu verscheuchen, redete sie einfach drauflos. Bis er sie stoppte: »Romina, es ist etwas passiert!« Er erzählte, dass er sein Handy zu Hause vergessen hatte, und als sie ihm eine SMS geschickt habe, habe seine Frau das leise Piepen gehört, sei rangegangen und habe die Mitteilung gelesen. Das »Ich freu mich auf dich, Romina« zum Schluss habe keiner weiteren Erklärung bedurft. Er müsse seine Frau jetzt beruhigen, denn sie wolle, dass er sofort aus dem gemeinsamen Haus ausziehe. »So leid es mir tut, ich muss mich um meine Frau kümmern. Wir fahren jetzt erst einmal mit den Kindern in die Herbstferien und dann werden wir sehen. Ich hoffe, es wird alles wieder gut.«

Ja, das hoffte Romina auch. Während er mit seiner Familie verreist war, hatte sie Zeit, über ihren Geliebten nachzudenken. Seine Frau hatte Glück, mit so einem wunderbaren Mann verheiratet zu sein. Er hatte wahres Selbstbewusstsein, musste sich keine Maske aufsetzen. Er strahlte Liebe und Kraft aus. Ja, er wäre auch für sie der richtige Ehemann. Und wenn sie ein Kind wäre, würde sie sich einen solch einfühlsamen und liebevollen Vater wünschen.

Doch eines war ebenso klar: Er liebte seine Frau und die Kinder! Würde er sie verlieren, wäre er kein glücklicher Mann mehr. Er wäre dann nicht mehr der, den sie liebte. Ohne seine Familie würde er sehr leiden, wäre nur noch ein halber Mensch. Seine Familie gab ihm die Kraft und Ausstrahlung, die sie an ihm mochte. Und sie fragte sich, was ihr innigster Wunsch war? Ihr innigster Wunsch war, dass seine Frau wieder seine Liebe spürte und bei ihm blieb! Sein Glück war auch ihr Glück. Sie brauchte als Geliebte seine Familie ebenso, wie er selbst. Eine Trennung würde alle nur unglücklich machen.

Sie war erleichtert, als er sie nach dem Urlaub anrief und sagte, es sei alles wieder gut. Allerdings könnten sie sich die nächste Zeit nicht sehen. Fast ein halbes Jahr lang besuchte er Romina nicht. Als er wieder zu ihr kam, war eine verloren geglaubte Liebe zurückgekehrt. Alles war noch intensiver und inniger als zuvor: jede Geste, jeder Kuss, jede noch so zärtliche Berührung. Das ging so einige Jahre weiter. Bis sein Programm: »Sie liebt mich. Da brauche ich doch nichts mehr zu bezahlen«, in Kraft trat. Jedes Mal hatte er, bevor er zu seiner Familie fuhr, den ausgemachten Betrag zurückgelassen. Diesmal lag nichts da. Und das nach einem wunderbaren Abend in einem erlesenen Restaurant, guten Gesprächen und anschließendem himmlisch geilen Sex.

»Na gut«, dachte sie. »Vielleicht war ihm das Abendessen als Ausgleich genug.« Sie ließ es auf sich beruhen. Doch beim nächsten Mal lag wieder kein Geld auf dem Vertiko. »Was für ein Mist«, dachte sie. »Es war ein so schöner Abend, kaum eine Steigerung möglich, und jetzt das!« Diesmal war es für sie nicht in Ordnung. Sie wusste, dass er mit seiner Familie bald nach Paris fliegen würde. Das Geld hätte sie frei gemacht, das zu akzeptieren. Doch nun machte es ihr was aus. Sie kam sich ausgenutzt vor. Er war ein verheirateter Mann!

Zum ersten Mal, seit sie mit ihm zusammen war, fühlte sie sich so gar nicht wie eine Erwachsene. Eher wie ein Kind, dessen Liebe missbraucht worden war. Das beschäftigte sie Tag und Nacht. Was nur sollte sie tun? Wie sich ihm gegenüber verhalten? Geld war die Energie gewesen, die sie freigemacht hatte. Der Motor für die Motivation, ihm und sich einen besonderen Abend zu bereiten und sich Zeit für ihn zu nehmen. Sie musste davon ausgehen, dass er auch beim nächsten Treffen kein Geld dalassen würde. Für ihn war es jetzt Liebe. Und wenn eine Frau liebt, zahlt man(n) nicht.

Als er das nächste Mal anrief, um mit ihr zu plaudern, fasste sie sich ein Herz: »Du sag mal, hat sich irgendwas in deinem Leben verändert?«

Er tat überrascht. »Was sollte sich verändert haben?«

Sie zögerte einen Moment. »Du hast mir wieder kein Geld hingelegt. Das Geld ist aber für deine Freiheit, verheiratet zu sein, und dafür, dass ich das akzeptiere. Wenn du aber nach wie vor verheiratet bist, was also hat sich verändert?«

Sie spürte, dass ihm die Frage unangenehm war. »Ich weiß«, sagte er stockend, »ich habe es vergessen und wollte es beim nächsten Mal ausgleichen. Es tut mir leid.«

Gut, dachte sie, damit ist die Sache für mich erledigt.

Doch für ihn war sie das anscheinend nicht. Er sprach von seiner Geldtasche, die er im Auto vergessen habe, und als er es bemerkt habe, sei es ihm zu blöd gewesen, nochmals nach unten zu gehen oder es ihr zu sagen. Und später habe er nicht mehr daran gedacht.

»Oh, oh, oh«, dachte sie, »so viele Erklärungen und alle irgendwie unlogisch.« Doch sie blieb in ihrer Mitte, machte kein Drama daraus, ließ das Telefongespräch freundlich ausklingen und gab ihm so Gelegenheit, über alles nachzudenken.

Zwei Tage später rief er wieder an. Was sie ihm bedeute, sei nicht mit Geld abzugelten, sagte er. Den vereinbarten Betrag sehe er als gerechte Beteiligung an den finanziellen Aufwendungen, die sie habe, damit sie es beide angenehm hätten.

Romina musste schmunzeln. Darum war es ihr nun wirklich nicht gegangen. Überhaupt ging es ihr nicht um Geld als solches, sondern um die Freiheit für ihn, eine Familie zu haben, und für sie, damit leben zu können. Aber wenn er mit *seiner* Auslegung besser klarkam, warum nicht? Sie sprachen dann noch über die anstehende Parisreise. Sie wünschte ihm eine gute Zeit und meinte es auch so.

Sie war froh, dass sie nicht im Programm »Angst« stecken geblieben war und mit ihm geredet hatte. Sie war stolz auf sich. Nicht er, der Mann, war der Boden unter ihren Füßen, sondern ihr höheres Selbst. Trotzdem machte sie sich so ihre Gedanken. Gab es noch eine Geliebte, eine, die ihn auch Geld kostete? Zwei Geliebte konnte er sich nicht leisten. Also hatte er versucht, sie zu seiner Freundin zu machen. Für eine Freundin muss man(n) nicht bezahlen.

Doch dann griff ihr höheres Selbst ein. »Das ist ein Machtspiel«, raunte es ihr zu. »Du stellst dich über ihn, machst ihn klein, lässt ihn sein Gesicht und seine Würde verlieren. Ob er lügt oder dir die Wahrheit sagt, er steht immer als Sünder vor dir, der beichten muss. Er ist nicht dein Besitz. Er muss dir nicht alles sagen. Er ist auch nur ein Mensch, der Fehler macht. Also reiß dich zusammen und mach die Beziehung nicht kaputt. Es liegt an dir, ob du mit ihm noch weitere himmlische Abende verbringst, voller

Lust und Freude, oder ob du eine innige Beziehung den Bach runtergehen lässt!« Romina wurde nachdenklich. Die Beziehung den Bach runtergehen lassen, nein, das wollte sie nicht.

Als Janic sie nach seinem Urlaub besuchte, begegnete sie ihm als Göttin der Liebe und sah in ihm den Geliebten in Vollendung. Er, der durch seinen Beruf des Gourmetkritikers vor allem einen Blick auf die Speisen und Weine eines Landes hatte, erzählte von den Pariser Bistros, Straßencafés, Spitzenrestaurants, unzähligen Märkten und der französischen Küche als kulturellen Bestandteil des Landes. Sie rauchten filterlose *Gitanes* und probierten einen trockenen, französischen Wein, den er mitgebracht hatte.

Später, als er gegangen war, schwebte sie noch auf einer Wolke der Glückseligkeit. Dann erinnerte sie sich an das Geld. Ob er es wieder auf den vereinbarten Platz gelegt hatte?

Es lag da und sie war erleichtert. »So lange es sein soll, werden Janic und ich zusammen sein«, dachte sie. »Doch irgendwann wird mir ein Mann begegnen, der nicht verheiratet ist und mir seine Liebe schenkt – ohne mir meine Freiheiten zu nehmen. Bis dahin werde ich die Zeit mit meinem Geliebten genießen.«

Das »Hündchen« braucht Autorität

Wie nennen Sie das Geschlecht des Mannes? Ich nenne es Hündchen. Ist der Mann sexuell mit seinem höheren Selbst verbunden, hat sein Hündchen einen Herrn. Dann ist sein Penis nicht nur Materie mit einer bestimmten Funktion, der Ängsten und Zweifeln unterliegt. Dann ist er ein Instrument, das seine göttliche Energie zum Ausdruck bringt und auf die Frau überfließen lässt, zu ihrer und zu seiner Freude. Weder versucht der Mann krampfhaft hyperaktiv zu sein, noch ist er passiv wie ein totes Stück Holz.

Er ist der Herr seines Hündchens, das ihm treu dient und über dessen gelegentliche Eigenwilligkeiten er großzügig hinwegsieht. Schließlich ist es ein Hündchen und keine Maschine.

Ohne Verbindung zum göttlichen Ich, dem Erwachsenen, ist seine Sexualität »herrenlos«. Das Hündchen folgt nur der Programmierung. Ist beispielsweise programmiert: »Weil du ein Mann bist und sexuelle Bedürfnisse hast, musst du schuldbewusst sein. Du benutzt Frauen. Deine Sexualität ist verwerflich und du bist ein Sünder!«, so will das Hündchen den Befehl umsetzen. Doch es ist irritiert, weil alles viel zu kompliziert ist. Die Folge ist Impotenz. Der Mann hat die Sexualität und somit sein Hündchen nicht im Griff.

Der Mann ist untrennbar mit seinem Hündchen verbunden. Es ist immer mit dabei. Das sollte eine Frau wissen, wenn sie sich nach einem Lebenspartner sehnt. Der Mann mag für sich und sein Leben verantwortlich sein. Für sein Hündchen ist er es nicht. Obwohl, das stimmt nicht ganz. Er fühlt sich schon verantwortlich. Doch sobald Sex in Form von Gedanken, Worten und Bildern auftaucht, bekommt das Hündchen eine ganz eigene Dynamik, die der Mann nicht mehr bändigen kann. Es ist dann so, als würde der Mann zwar verzweifelt rufen: »Aus. Sitz. Platz!«, doch der Hund würde einfach weitermachen. Den kleinen Kläffer bezähmen kann nur die erwachsene Frau!

Wenn die Frau mit ihrem höheren Selbst verbunden und somit erwachsen ist, wird sie darauf achten, dass es dem Hündchen ihres Partners oder Mannes, den sie liebt und schätzt, gut geht. Es macht ihr Freude, für es da zu sein, es zu streicheln, mit ihm zu spielen und auf seine Wünsche und Bedürfnisse einzugehen. Sie weiß, wenn das Hündchen glücklich und zufrieden ist, ist es auch der Mann. Seine Zufriedenheit überträgt sich dann auf sie und ihre Beziehung.

Eine erwachsene Frau kennt ihre Verpflichtungen dem Hündchen gegenüber. Sie kann sich nicht eines anschaffen und dann, wenn es gestreichelt werden möchte, sagen: »Ich hab jetzt keine Lust. Lass mich in Ruhe!« Und wenn das kleine Tier sie weiter freundlich stupst, sich beschweren: »Äh, das ist ja grausig, dass du mich ableckst, mach dich weg, deine feuchten Schlabberküsse ekeln mich!« Ein paar Mal lässt sich das Hündchen vielleicht verscheuchen, legt sich gekränkt in sein Körbchen zurück. Aber mit der Zeit wird es einsam und traurig, es verkümmert, weil es keine Zuneigung bekommt und nicht toben darf.

Das, liebe Frau, solltest du bedenken, wenn du dir einen Mann wünschst. Du bekommst ihn nicht alleine. Sein Hündchen ist stets mit dabei. Es ist nicht böse, nervig oder gar schlecht. Es ist neugierig, ein wenig tollpatschig vielleicht, aber vor allem liebesbedürftig. Es reicht ihm nicht, wenn du ihm nur einen Service machst: Gassi gehen, schnuppern lassen, Napf hinstellen. Es braucht deine Liebe und will sehen, dass du Freude dabei hast. Und auch das Hündchen muss seine Freude zeigen können, indem es dich mit feuchter Zunge abschlecken darf, selbst wenn es dabei sabbert. Doch bei aller Liebe muss es deine Autorität spüren. Das Hündchen muss wissen: »Frauchen hat mich fest im Griff. Sie zeigt mir, wo's langgeht, spielt mit mir, setzt mir aber auch Grenzen.«

Es wäre fatal, wenn du dem Hündchen blind vertrauen würdest. Es weiß ja nicht um seine Verantwortung. Ist nicht mit seinem wahren Herrn, dem göttlichen Ich, verbunden. Es ist und bleibt ein bedürftiges Hündchen. Und du bist das Frauchen, das sich um es kümmern soll.

So ein Hündchen hat Eigenarten. Es hebt beim Pipi machen das Bein, schnüffelt daran. Es schnüffelt auch an anderen Pipis, setzt seine Markierungen. Deshalb ist es nicht untreu. Es liegt nur in seiner Natur. Du wist ihm das nicht abgewöhnen können, auch nicht bei Androhung schlimmster Strafen. Lieber nimmt es deine Wut, Schläge oder gar Fußtritte in Kauf. Doch Vorsicht. Nicht jedes Hündchen ist gutwillig und sanft. Es gibt auch Kampfhunde.

Mit einem Kampfhund muss eine Frau schon richtig gut umgehen können. Er braucht zum einen Liebe, zum anderen eine strenge Führung. Er muss Autorität, Kraft und Macht spüren, damit er gehorcht. Auch wenn sie es mit einem Kampfhund zu tun hat, darf Frauchen keine Angst vor ihm haben. Sie muss überlegen wirken, und ihre Körpersprache und Stimme muss rüberbringen: »Ich bin dir gewachsen.« In keinem Augenblick darf sie als Kind, ohne ihr höheres Selbst, mit ihm zusammen sein. Dann würde er zubeißen.

Ich kann nur raten, sich nicht nur den Mann genau anzusehen, sondern auch sein Hündchen. Denn *das* muss die Frau bändigen. »Bin ich ihm gewachsen? Kann ich mit ihm umgehen? Kann ich es zufriedenstellen und glücklich machen?« Diese Fragen muss sie sich stellen. Wenn die Frau meint, sie schafft es nicht und sich trotzdem auf das Hündchen einlässt, richtet es womöglich großen Schaden an. Dann nutzt es im Nachhinein nichts, mit ihm zu schimpfen. Dann ist es zu spät. Das Hündchen schaut Frauchen mit treuen Augen an, ist sich keiner Schuld bewusst. Es wollte doch nur spielen. Dass Frauchen jetzt flach liegt und sich nicht mehr rühren kann, ist nicht seine Schuld.

Doch auch wenn das Hündchen nur ein Pudel ist, muss Frauchen wissen, wie es mit ihm umgeht. Viele Hündchen sind in einem erbärmlichen Zustand. Von gesunder Potenz und freudvoller Sexualität keine Rede. Für eine Frau ohne Verbindung zu ihrem höheren Selbst ist das kaum zu bewältigen. Dann hat sie weder die richtige Intuition noch genügend Kraft und schon gar keine Macht.

Vertrauensvoll hingeben kann sie sich nur einem Mann, der mit seinem göttlichen Ich verbunden ist. Dann verabschiedet er sich nicht, sobald er geil wird, lässt sie nicht mit seinem Hündchen alleine. Dann übernimmt er Verantwortung, hält das kleine Tier an der Leine und hat es im Griff.

Pana, eine Domina

Es gab auch in meinem Leben eine Zeit, da steckte ich in einer Beziehung der Machtspiele, des Unterdrückens und Gefangenseins. Damals hatte ich noch kein Gespür dafür, was sich nicht nur gut anfühlt und dem Ego schmeichelt, sondern wahr und echt ist. Ich war noch auf der Suche nach meiner Mitte.

Ich war mit Alexander befreundet, einem attraktiven, beruflich erfolgreichen und sehr gefühlvollen Mann. Die Schattenseiten seiner Persönlichkeit wollte ich nicht sehen. Seine Dominanz, sein Besitzanspruch und seine Eifersucht auf mein ganz eigenes Leben. Er hatte eine Angewohnheit, die ich zunächst reizend fand. Egal ob beim Autofahren, im Restaurant, Kino, am Schlepplift … immer berührte mich seine Hand. Sie lag auf meinem Arm, dem Knie, am Rücken. Dann wusste ich, es ist alles in Ordnung. Grollte er mir, war keine Hand da. Oft wusste ich nicht, warum.

Einmal verbrachte ich den Abend mit einer Freundin und nicht mit ihm. Danach war er drei Tage lang nicht für mich erreichbar. Ein anderes Mal wünschte ich mir zum Geburtstag, mit ihm tanzen zu gehen. War er anfangs noch liebevoll, spürte ich nach und nach eine Kälte zwischen uns, wie eine Mauer. Auch war seine Hand nicht mehr da, während wir standen oder an der Bar einen Drink nahmen. Es dauerte einen Moment, bis ich begriff. Es waren die Blicke der anderen Männer, die ihn ärgerten. Blicke, die ich nicht einmal wahrnahm, weil ich nur Augen für ihn hatte. Seine Laune war dahin und er wollte früh nach Hause.

»Na gut«, dachte ich, »dann kann ich ihn durch meine Zärtlichkeit wieder besänftigen.« Doch statt einer heißen Liebesnacht zeigte er mir die kalte Schulter. Er machte nicht einmal den Versuch, freundlich zu sein, sondern provozierte mich. Ich solle zu meinem Alter stehen und aufhören, mich so jugendlich zu kleiden. Ein aufrichtiger Blick in den Spiegel und meine Falten würden die Wahrheit sagen.

Ich dachte: »Bleib ganz ruhig. Dein Aussehen ist dir eh nicht so wichtig.

Und dass er mit sich selbst und dem Älterwerden Probleme hat, weißt du nur zu gut. Sieh einfach nur das, was gut in der Beziehung ist, lass dich auf keinen Streit ein und vergiss den Schmarrn!«

Wenige Tage später besuchte ich ein einwöchiges Seminar über Geistheilung in Deutschland, bei dem es um Alternativmedizin ging, religiöse, esoterische und magische Verfahren, die sich nicht in die wissenschaftliche Medizin eingliedern lassen. Dort lernte ich Pana kennen. Sie fiel mir nicht nur wegen ihrer Schönheit auf, sondern vor allem wegen ihrer angenehmen, selbstbewussten Ausstrahlung und ihrer von Herzen kommenden liebenswürdigen Art. Sie erzählte, dass sie von Beruf Domina sei und zusätzlich eine Ausbildung zur Psychotherapeutin mache. Ihr sei wichtig, auch die Spiritualität und Verbindung zu ihrer göttlichen Persönlichkeit in ihren Beruf einzubringen, um den Menschen, die zu ihr kämen, wirklich etwas zu geben.

Wir unterhielten uns über die Mechanismen der Unterdrückung, den Techniken und Destabilisierungsversuchen, wie subtile Unterstellungen, Verleumdungen und Demütigungen des anderen. Und ich dachte dabei an Alexander. Doch ich dachte nicht an ihn, als wir die Notwendigkeit diskutierten, sich daraus zu befreien.

»Du glaubst gar nicht, wie viele Männer und Frauen in solchen Beziehungen gefangen sind«, sagte Pana. »Der unterdrückte Mensch traut sich einfach nicht, dem Partner zu sagen, was er *nicht* will. Dass ihn die Art, wie mit ihm umgegangen und geredet wird, kränkt. Und wenn er sich wehrt, dann meist erfolglos. Doch selbst mit einer Trennung ist es nicht getan, weil derjenige die Probleme aufarbeiten muss. Tut er es nicht, ist der nächste Partner oft nicht viel anders. Und noch etwas: Zu viel Freundlichkeit zieht Bosheit an. Denn es sind oft sehr sanftmütige Menschen, denen das widerfährt.«

Ich wollte das Thema nicht weiter vertiefen, glaubte, die seelischen Attacken Alexanders im Griff zu haben. Vielmehr interessierten mich die Kunden Panas, und ich fragte: »Für was lassen sich die Männer, die zu dir kommen, eigentlich bestrafen?«

»Sie lassen sich für das bestrafen, was sie selbst in ihrem Inneren glauben zu sein«, antwortete sie. »Sie haben keine gute Meinung von sich. Aber sie kommen auch zu mir, weil sie meine Verbundenheit zu meinem höheren Selbst spüren. Meine Liebe, Kraft und Macht, die größer ist und von innen kommt. Diese Liebe berührt ihr Herz, öffnet es, und sie können den Teil, der von ihrem göttlichen Ich getrennt ist, von Mal zu Mal mehr verbinden. Sie erzählen mir dann von der Verwandlung, die ihnen geschieht. Und manchmal …« Sie lächelte zufrieden. »Manchmal, vielleicht schon nach zehn Sitzungen oder auch erst nach Jahren, kommen sie zu einer Sitzung, bezahlen und sagen: *Pana, heute werde ich mich nicht quälen und demütigen lassen. Heute will ich nicht leiden. Denn ich spüre in mir, dass ich es doch wert bin, zu lieben und geliebt zu werden. Heute will ich streicheln und gestreichelt werden.*« Sie sah mich strahlend an. »Immer wenn das passiert, weiß ich, dass ich einen guten Beruf habe.«

Ich nickte stumm. Doch etwas wollte ich noch wissen: »Pana, du bist eine so liebe und freundliche Person. Wie schaffst du es, Menschen zu foltern und zu demütigen?«

Sie lachte. »Ich habe keine sadistische Neigung, wenn du das meinst. Ich habe nicht einmal Fantasien, in denen Männer missbraucht und gepeinigt werden. Ich bin keine dominante Frau. Ich folge einfach einer inneren Berufung. Domina zu sein ist mein Weg. Bei aller Qual ist auch immer Liebe mit im Spiel. Nach jeder Sitzung halte ich den Sklaven minutenlang im Arm, damit er die Energie des Himmels spürt, die durch mich hindurchfließt und weiter zu ihm. Es sind heilige Momente, wie in der Meditation.«

Die Begegnung mit dieser außergewöhnlichen Frau hatte mich innerlich gestärkt, und auch das Seminar war zu meiner Zufriedenheit verlaufen. Wieder zu Hause hoffte ich, Alexander zu sehen, doch ich bekam nur eine SMS, dass er geschäftlich in Wien sei. Natürlich, er war beleidigt, weil ich ihn eine Woche alleine gelassen hatte. Als wir kurz telefonierten, fragte er, wozu ein *solches* Seminar überhaupt gut sei. Mit ein wenig Hausverstand könne man solche Sachen doch wissen und Probleme entsprechend lösen.

Nach diesem Gespräch, das nicht sehr freundlich gewesen war, wog ich Alexanders Vorzüge gegen das ab, was mich an ihm störte. Die Waagschale seiner Schwächen war noch immer relativ klein. Es überwogen seine guten

Seiten und unsere Gemeinsamkeiten. Trotzdem belastete mich die Situation, sie war nicht entspannt.

Kurz darauf, Alexander war aus Wien zurück, verbrachten wir einen harmonischen Abend zusammen. Zum Abschluss wünschte Alexander sich eine Massage. Wir gingen in sein Schlafzimmer. Er legte sich nackt und bäuchlings auf das Bett und ich kippte das Fenster, denn es war sehr heiß im Zimmer. Ohne was zu sagen, stand er auf, schloss es geräuschvoll und legte sich wieder hin.

»Ich brauche kühle Luft, wenn ich dich massieren soll«, sagte ich in ruhigem Ton.

Er schaute mich missbilligend an, meinte, ich sei eine *Sumsn*, und könne ihn auch bei geschlossenem Fenster massieren.

Sumsn ist kein wirklich schlimmer Ausdruck und heißt übersetzt etwa »langweilige Frau«, doch ich hätte mir in dem Moment etwas Schmeichelhafteres von ihm gewünscht. Meine Stimmung war dahin. Ich wollte jetzt nicht mehr massieren, sondern lieber schlafen. Und das tat ich dann auch.

Am nächsten Tag, es war ein Sonntag, schmollte Alexander mit mir. Der Vormittag verlief zäh und am Nachmittag ging er ins Kino, ohne mich zu fragen, ob ich mitkommen wolle. Ich fuhr nach Hause, ein wenig enttäuscht.

Weil ich am Montagabend meine Freundinnen treffen wollte, hatte ich ihm einen Zettel hingelegt, dass wir uns erst wieder am Dienstag sehen könnten. Ich wusste, dass ihm das nicht gefiel. Die Freiheiten, die ich mir nahm, waren ihm ein Dorn im Auge.

Leider stellte ich fest, dass ich meine Geldtasche bei ihm liegen gelassen hatte, und die musste ich am Montagmorgen zunächst holen.

Ich klingelte, obwohl ich wusste, dass er um die Zeit im Büro war. Dann schloss ich auf, lief gezielt zum Esstisch hin, wo ich sie vermutete. Dort lag sie nicht. Ich überlegte, ging durch die Wohnung, öffnete aus einem Gefühl heraus die Tür des Abstellraumes. Dort traf mich fast der Schlag. Alle meine persönlichen Sachen waren auf einen Haufen gelegt, obenauf meine Geldtasche.

Ich war eine Woche lang weg gewesen. Ich hatte ihn am Abend zuvor nicht massiert. Ich war heute mit meinen Freundinnen verabredet. Das war

Alexanders Antwort darauf. Er schmiss mich raus! Mir schossen die Tränen in die Augen, vor Enttäuschung, Wut und weil ich mich gekränkt fühlte. Hatte ich mich nicht mit seinen Schwächen arrangiert? Hatte ich mir nicht vorgenommen, sie zu akzeptieren? Und jetzt das! Wehmütig erinnerte ich mich an unsere spirituelle Hochzeit, bei der wir uns eheähnlich Ringe angesteckt hatten. Traurig hing ich unseren zwei gemeinsamen Jahren nach. Mehr würden es nicht werden.

Es war seltsam, doch der Schock bewirkte etwas Eigenartiges in mir. Meine Gebete lauteten stets: »Ich will nur einer Macht dienen. Der göttlichen Macht und Kraft in mir!« Ich spürte förmlich, wie ich davon erfüllt wurde. Von einem Moment zum anderen wurde ich mit meinem höheren Selbst verbunden, meinem göttlichen Ich, fand meine Mitte.

Ich weinte und lachte fast gleichzeitig, während ich mit dem vollbepackten Wagen zurückfuhr. So viele Monate hatte ich über Alexanders Schwächen hinweggesehen, mich oft in der Beziehung gequält. Jetzt hatte der Himmel selbst die Sache in die Hand genommen, damit ich wieder zu meiner Freiheit gelangte. Ich wusste nicht, welcher Engel ihm ins Ohr geflüstert hatte: »Schmeiß sie raus!«, aber es war eine gute Entscheidung gewesen, auch wenn sie mich schmerzte.

Was ich nicht wusste: Der Rausschmiss war als *Erziehungsmaßnahme* gedacht. Er wollte mich nicht verlieren, mich nur von meinem »hohen Ross«, wie er es nannte, runterbringen. Insgeheim hoffte er, wie er mir später sagte, dass ich ihn um Verzeihung bitten und klein beigeben würde.

Ich weiß nicht, ob ich das damals ahnte. Doch ich weiß, dass trotz allem eine große Sehnsucht nach Alexander in mir war.

Nach einigen Tagen bekam ich eine E-Mail von ihm. »Es ist besser so«, schrieb er. Ehrlich gesagt hatte ich etwas anderes erwartet, zumindest, dass er schreiben würde, es täte ihm leid. Ich schrieb zurück: »Okay.« Sicher keine Antwort, die ihn zufriedenstellte. Doch von mir kam kein Bitten und kein Flehen, und schon gar nicht kam eine Entschuldigung.

Es verging eine knappe Woche, dann traf eine weitere E-Mail von ihm ein: »Diese Kleinigkeiten zwischen uns sollten doch kein Grund sein, eine so schöne Beziehung aufzugeben. Was meinst du?«

Ich schrieb zurück: »Du hast recht. Aber so, wie unsere Beziehung war, will ich sie nicht mehr. Ich brauche meine Freiheiten.«

Wir telefonierten dann. Er sagte, dass er mich liebe und nur mich wolle. Ich sagte, so ginge es mir auch, doch bei einem Neubeginn müsste er sich im Klaren sein, dass ich nicht mehr täglich zu ihm kommen würde, um bei ihm zu schlafen. Ich würde mein Leben so leben, wie ich es vor ihm getan hätte, und mich nur mit ihm treffen, wenn es mir auch passen würde.

Alexander gab vor, damit einverstanden zu sein. Ich stellte seine guten Absichten nicht infrage, war glücklich, dass ich sowohl seine Liebe als auch meine Freiheiten würde genießen können. Ich wusste, wenn ich noch einmal zwischen »Liebe ohne Freiheit« oder »nur Freiheit« wählen müsste, würde ich mich immer für die Freiheit entscheiden. Das machte mich stark und gab mir Kraft.

Es ging dann auch einige Zeit gut mit uns, bis Alexander eines Tages bei mir war und mich fragte, ob ich nicht ganz zu ihm ziehen wolle. Ich sagte nein. Er stand auf und ging ohne ein weiteres Wort.

Ich hörte erst einmal nichts von ihm. Doch bald begann er, ein Netz von Intrigen einzufädeln, die mich zwingen sollten, meine Eigentumswohnung aufzugeben und zu ihm zu ziehen. Ich will hier keine Details erzählen, nur so viel: Mir wurde angst. Ich bekam Panik. Und meine Freunde rieten mir dringend, etwas zu unternehmen. Tatsächlich vereinbarte ich einen Termin mit einem Rechtsanwalt. Doch den stornierte ich gleich wieder. Ich sagte mir: »Er weiß nicht, dass du weißt, dass er hinter der Sache steckt. Nur eine Kleinigkeit hat ihn verraten. Aus der Wohnung auszuziehen ist das, was er sich wünscht und erwartet. Tappe also nicht in seine Falle. Tue einfach nichts und hab vor allem keine Angst!«

Keine Angst zu haben, das sagt sich so leicht. Sie saß tief in mir drin. Ich wusste, welchen gesellschaftlichen Einfluss Alexander hatte und zu was er fähig war. Und doch fühlte ich mich von meinem göttlichen Ich beschützt. Ich hatte Vertrauen, dass alles gut werden würde. Und so war es auch.

Als alles überstanden war, erinnerte ich mich an Pana. An unser Gespräch über Menschen, die in Beziehungen gefangen sind, obwohl sie glauben, sich längst befreit zu haben. Jetzt erst hatte ich es geschafft, mich von Alexander zu lösen. Seine Mechanismen der Unterdrückung und seine subtilen Techniken von Destabilisierung, Unterstellungen und Demütigungen funktionierten nicht mehr. Ich hatte mich endlich befreit.

Der Dominakurs

Meine Erfahrungen mit seelischer Gewalt waren relativ gering gegenüber den seelischen Grausamkeiten, die so viele andere Menschen erleiden mussten. Pana machte da hautnah ihre Erfahrungen. Eine Sklavenseele zu befreien ist eine wichtige Aufgabe. Zu schauen, wo hängt der Mensch fest, wo ist er in sich selbst gefangen. Welcher Teil ist vom göttlichen Ich getrennt? Immer geht es darum, den getrennten Teil zu heilen, um wieder mit der Seele verbunden zu werden. Das kann weder ein Therapeut noch der Mensch alleine. Das kann nur das höhere Selbst. Doch es braucht den Menschen dazu und seine Bereitschaft.

In einer Partnerschaft mehr oder weniger subtil versklavt und unterdrückt zu werden ist das eine. Jetzt wollte ich Menschen kennenlernen, die sich freiwillig versklaven ließen und dafür auch noch Geld bezahlten. Ich rief Pana an. Sie freute sich über meinen Anruf, bot mir an, an einem dreitätigen Dominakurs teilzunehmen. »Ich gebe regelmäßig Kurse für Frauen, die mehr über die Praktiken einer Domina erfahren wollen, die vielleicht selbst einmal in den Beruf einsteigen möchten und fundiertes Hintergrundwissen benötigen. Und für Frauen, die sich wünschen, ihre Neigung versiert auszuleben.«

Ich sagte zu, besorgte mir die Utensilien, die sie mir aufgetragen hatte, und reiste einen Tag vorher mit umfangreichem Handgepäck an.

Wir waren sechs Frauen, die sich an einem Freitagmorgen im Innenhof eines Jugendstilgebäudes in der Frankfurter Innenstadt trafen. Pana begrüßte uns und öffnete dann ein schweres Eisentor, das zu einer Kellertreppe führte. Die Treppe war steil und wir gingen vorsichtig, eine nach der anderen, nach unten. Die Seitenwände waren pinkfarben gestrichen. Die Farbe wirkte zwar schrill, konnte jedoch nicht über die düstere Atmosphäre hinwegtäuschen.

Unten erreichten wir einen kleinen Empfangsraum, eine Art Rezeption, von dort ging es direkt in den Kerker. Alles war dunkel und ohne Tageslicht:

schwarze Wände, schwarzer Barbereich, einige schwarze Sessel und Stühle, schwarze Türen, die in andere Räumlichkeiten führten. Das künstliche Licht war gedimmt. Pana zündete zusätzlich Kerzen an. Alles war mystisch. Keine Spur von Erotik.

Wir zogen unsere Jacken, Mäntel und die Oberbekleidung aus, wechselten Schuhe und gegebenenfalls Strümpfe. Zum Vorschein kamen fünf erotische Frauen zwischen dreißig und fünfzig, alle in heißen Dessous, manche in Leder, mit Netzstrümpfen, in Stilettos und mit schwarzen Lackstiefeln. Ich schreibe fünf, weil sich eine Frau nicht umziehen wollte. Sie blieb ganz normal in Jeans und Pullover.

Die Frauen stellten sich mit Vornamen vor, nannten ihre Beweggründe. Die größte, älteste und blondeste aus der Runde, sehr resolut, wollte als Domina arbeiten, es zuvor aber von Grund auf lernen. Sie hatte auch schon einen Namen für sich: *Lady in Black*, nach einem Songtext von Uriah Heep, die sie verehrte. Die Frau, die sich nicht hatte umziehen wollen, war hier, weil ihr Freund es von ihr wünschte. Er stand auf Sado Maso und Bondage. Eine Dunkelhaarige wollte durch das Seminar selbstbewusster werden. Sie litt unter einem brutalen Mann. Eine Brünette wollte ihrem Lebenspartner das geben, was er brauchte, und dazu die Praktiken erlernen. Eine andere glaubte, sich zur Domina berufen zu fühlen. Sie würde später aber feststellen, dass ihr das nicht lag. Und ich? Ich wollte der Unterdrückung, dem Mechanismus und den Beweggründen auf die Spur kommen. Was steckt hinter seelischer Gewalt? Wieso lässt sich ein Mann oder eine Frau wie ein Sklave oder eine Sklavin behandeln?

Pana, ganz in Leder und mit einer Korsage, die ihre Weiblichkeit vorteilhaft zur Geltung brachte, führte uns durch das Gewölbe und erklärte uns die Ausstattung: Fesselrahmen, Gynäkologenstuhl, Sklavenstuhl, Pranger, Bodenpranger, Bondageliege, Vakuumbett und Käfig. Es gab Dildos in allen Formen, Farben und Größen, zig Knebel, Klammern in verschiedensten Ausführungen, Elektrosexgeräte samt Fernbedienung, Masken aus Leder und Latex, Lederfesseln aller Arten, Peitschen …

Und für das alles gab es Menschen, die sich dem freiwillig aussetzten und dafür auch noch bezahlten!

Mir fiel ein Besuch in »The London Dungeon« ein, einem Foltermuseum direkt an der Themse. Da lag ein Ehrenmann auf einem Grill, David Prince of Wales, der 1283 wegen seines Widerstandes gegen den englischen König Eduard I auf bestialische Weise hingerichtet worden war. Alles realistisch nachgeformt, selbst die gallertartigen Eingeweide. Ich bewegte mich damals vollkommen steif durch die dunklen, nach Fäulnis riechenden und von Kassetten-Schreien und anglikanischen Choralgesängen widerhallenden Backsteingemäuer. Manchmal hielt ich mir wie ein Kind die Hände vors Gesicht und lugte hindurch. Die ausgestellten Zangen, um Zungen, Hinterteile oder Brüste scheibchenweise zu entfernen, fand ich ebenso fürchterlich wie die abgefeimten Geräte für Daumenschrauben oder zum Brechen der Knochen.

Wir setzten uns im Halbkreis auf die Sessel und Stühle. Unsere erste theoretische Unterrichtsstunde hieß: »Der Umgang mit Sklaven«. Pana sah uns der Reihe nach an. Sie lächelte warmherzig. Wären wir nicht so aufreizend gekleidet gewesen – ich war übrigens die mit den schwarzen Lackstiefeln – und wäre die Atmosphäre nicht so morbide gewesen, hätte man meinen können, wir seien ein elitärer Kreis, der sich für die Rettung seltener Pflanzen und Tierarten einsetzt.

Pana erzählte. »Im Umgang mit Sklaven gibt es eine einzige Regel, und die heißt: Der Sklave ist immer im Unrecht. Sollte er doch einmal recht haben, so wird er dafür bestraft, denn er hat die Regel gebrochen.« Sie machte eine bedeutungsvolle Pause. Dann fuhr sie fort: »Um den armen Kerl nicht völlig zu entmutigen, darf ab und zu etwas Gönnerhaftes zu ihm gesagt werden. Doch niemals zu viel. Er muss stets im Bewusstsein eines Sklaven gehalten werden. Und es muss ihm seine Abhängigkeit und Bedeutungslosigkeit vor Augen geführt werden, und was es für eine Gnade ist, dass man sich überhaupt mit ihm abgibt. – Wenn er in seiner Nervosität und Anspannung einen Fehler macht, gibt das Anlass für eine Strafe. Auch wird bestraft, wenn er für das Simpelste zu dämlich ist. Natürlich könnt ihr dem Sklaven auch einfach vorwerfen, er habe einen Fehler gemacht. Wenn er sich dann entrüstet und sich verteidigen will, könnt ihr das als deutlichen Widerstand gegen euch als Gönnerin interpretieren. Einen Widerstand, der natürlich bestraft werden muss. Das Wort der Herrin gilt immer und absolut!«

Pana zeigte uns Schlaginstrumente und erklärte ihre Anwendung. Wir erlernten die verschiedenen Fesselungen und das Abbinden von Hoden und Penis.

Später, nach einem Imbiss, trafen die Sklaven ein, die sich uns zur Verfügung stellten. Sechs sympathische junge Männer. Für jede »Domina« einen, und auch um abzuwechseln. Bei keinem wäre ich auf die Idee gekommen, dass sie speziellen Neigungen nachgehen.

Zur Einstimmung praktizierten wir die erlernten Fesseltechniken bis hin zur Ganzkörperfesselung. Anschließend ließ Pana drei Böcke aufstellen. Die Männer zogen sich aus, legten sich jeweils darüber, und wir probierten das *richtige* Schlagen, wobei Pana darauf hinwies, den Bereich der Nieren stets auszulassen.

Bis jede von uns die Gerten und Peitschen durchprobiert hatte, waren die Hintern der Männer feuerrot. Sie zuckten bei jedem Schlag zusammen, sagten aber nichts, außer wenn zu sanft zugeschlagen wurde.

Am nächsten Tag sprachen wir über sexuelle Neigungen. Pana sagte: »Meine Kunden kommen meist wegen BDSM zu mir. Das ist ein Sammelbegriff für eine Gruppe miteinander verwandter Vorlieben, die mit Dominanz und Unterwerfung, spielerischer Bestrafung sowie Lustschmerz oder Fesselspielen in Verbindung stehen. Geschlechtsverkehr wie etwa Oral-, Vaginal- oder auch Analverkehr kann durchaus vorkommen, ist jedoch nicht Bestandteil meiner *Session*. Falls doch gewünscht, hole ich jemanden dazu, der das macht. Generell solltet ihr über alle Vorlieben Bescheid wissen.« Sie händigte uns einen Satz Unterlagen aus und wir besprachen den Neigungsbogen für submissive Männer. Im Anschluss erzählte sie uns, wie ein Vorgespräch bei einem Kunden verlaufen sollte, um herauszufinden, welche Wünsche er hat, welche Tabus. »BDMS und Fetischerotik ist ein weites Feld und ich kann keine Gedanken lesen, noch nicht«, sie lachte. »Ich brauche Anhaltspunkte, muss um sexuelle Fantasien wissen, auch wenn diese oft nicht sofort umzusetzen sind. Manche brauchen Zeit. Und vor allem muss ich Dinge wissen, die der Kunde auf keinen Fall erleben will. Auch das *Safeword* muss vereinbart werden, das er ausspricht, wenn ihm alles zu viel wird. Genauso gilt es, medizinische Einschränkungen, Vorerkrankungen und die Einnahme von Tabletten abzuklären. Und ganz wichtig, dass der Kunde sich nicht überredet fühlt, sondern die Session mit mir wirklich aus vollem Herzen erleben will. Tja, und dann wäre da noch die Bezahlung. Auch darüber muss gesprochen werden. Bezahlt wird immer im Voraus, also spätestens am Ende des Vorgesprächs. Ich lege meinen Kunden meist eine silberne Schale hin, in die sie die abgezählten Scheine hineinlegen können, bevor sie sich im Badezimmer frisch machen und umziehen.«

Pana stand auf, holte einige Klammern in verschiedenen Farben, die sie verteilte. »Die schwarzen sind die heftigsten«, sagte sie. »Die sanftesten sind die ganz normalen Wäscheklammern aus Holz.«

Wir lernten, mit Knebeln und Kerzenwachs umzugehen. Und vor allem lernten wir Verbalerotik, also den Sklaven zu beschimpfen, auszulachen oder einfach nur lächerlich zu machen. »Das ist nicht zu vergleichen mit Dirty Talk«, sagte Pana, »wo nur angeheizt wird. Um einen Sklaven wirklich mit Worten niederzumachen, müsst ihr alles, was ihr über Achtung und Respekt gelernt habt, ablegen.«

Ich war froh als Mittagspause war. Verbal zu beschimpfen tat mir fast körperlich weh. Dafür war ich völlig ungeeignet. Dann kamen die Sklaven. Zunächst sollten wir ein Vorgespräch mit ihnen führen. »Hilfe«, dachte ich, als ich an der Reihe war. »Das kann ich überhaupt nicht. Das ist jetzt ganz schrecklich für mich. Was soll ich ihn nur fragen?« Ich hatte plötzlich alles, was Pana uns erzählt hatte, vergessen. In meinem Kopf war völlige Leere.

Der mir zugewiesene Sklave wartete bereits auf mich. Ich zog mich mit ihm in den hinteren Teil des Raumes zurück, und wir setzten uns an einen Tisch mit zwei Stühlen. Ich trug meine Domina-Montur. Er war ganz normal angezogen, wirkte kultiviert, hatte aber von Anfang an einen unterwürfigen Blick. Ich dachte: »Früher hab ich solche Kerle Duckmäuser genannt. Also, was fragst du ihn?« Ich fragte dann ganz allgemein nach seinen Erfahrungen, die er gemacht hatte, und nach seinen Vorlieben. Er antwortete höflich und sehr konzentriert, benutzte oft Fachausdrücke, die ich nicht verstand. Einmal versuchte ich, ein Wort zu wiederholen. Aber es war so schwierig, der reinste Zungenbrecher. Der Sklave schaute mich fragend an. Also weiter, nächste Frage. Er sollte ja nicht merken, dass ich keine Ahnung hatte. Ich machte mir Notizen. »Wie stark möchtest du ausgepeitscht werden?«

Er überlegte kurz. »Beim letzten Mal hatte ich blutende Striemen, die drei Wochen sichtbar waren.«

»Und – war das gut?«

Er nickte. »Ja, das war gut.«

»Sollte es wieder so sein?«

»Ja.«

»Möchtest du einen Orgasmus während der Session?« Ich fand, dass das eine gute Frage war.

Er wiegte den Kopf. »Einen Orgasmus. Nicht unbedingt. Ganz so wie die Herrin befiehlt.«

Klar, die Herrin. Vielleicht sollte ich strenger formulieren? Irgendwie brachte ich die Fragerei hinter mich. Ich weiß nicht, wer danach befreiter wirkte. Der Sklave oder ich?

Ich hoffte, das Schlimmste überstanden zu haben, doch Pana verkündete, nun zur Tat zu schreiten. »Jede macht jetzt eine Session mit einem Sklaven!«

Puh, das hatte ich nicht erwartet. Ich bin so gar nicht der Domina-Typ, eher das Gegenteil. Aber Pana behauptete das ja auch von sich, und trotzdem schaffte sie es jedes Mal zu überzeugen, machte ihre Arbeit aus dem Herzen heraus. Ich atmete tief ein und aus, und da ich schon mal hier war und nicht kneifen wollte, spielte ich die Rolle der Domina einfach weiter.

Der mir zugewiesene Sklave musste nicht spielen. Er war Sklave. Er wollte mir dienen und wartete auf meine Befehle. Ich trug nach wie vor meine Domina-Montur mit den kniehohen Lackstiefeln. Der Sklave war nackt.

»Ich muss Zeit gewinnen«, dachte ich. Und tatsächlich hatte ich noch Vorbereitungen zu treffen. Gleichzeitig musste ich den Sklaven beschäftigen. »Knie dich auf den Boden, senke den Blick!«

Nach wenigen Minuten kam ich zurück, ging zu ihm und schupste ihn mit den Stiefelspitzen. »Leck mir die Stiefel sauber!« Am liebsten hätte ich ein »Bitte« angefügt, aber das ging nun wirklich nicht. Als er die Stiefel einige Zeit geleckt hatte, befahl ich: »Steh auf!« Er rappelte sich hoch. Ich versuchte, ihn an eine Sprossenwand zu fesseln, doch die Schnüre verknoten sich. »Lös die Knoten!« Ich hielt ihm die verhedderte Schnüre hin, sagte ihm, dass er bestraft werden müsse, weil er sich so blöd angestellt habe. Dabei war *ich* ungeschickt gewesen, aber Schwamm drüber.

Er nahm meine Beschimpfungen dankbar an, löste die Knoten. Ich versuchte erneut, ihn an die Sprossenwand zu fesseln. Mit dem Rücken zu mir. Nackt. Beine gespreizt. Ich nahm mir eine Lederpeitsche, genannt *Flogger*, und schlug voll zu. Nach zahlreichen Schlägen bekam ich ein schlechtes Gewissen, hätte am liebsten aufgehört. Konnte das ein Mensch wirklich aushalten, ohne einen Mucks von sich zu geben? Vorsichtshalber fragte ich nach der Schwere der Schläge auf einer Skala von eins bis zehn. Er nannte vier. Also hatte er noch nicht genug.

Trotzdem war ich verunsichert, sollte ich wirklich weiterschlagen? »Okay«, sagte ich mir, und spürte neue Kraft in mir aufsteigen. »Er will mehr. Also bekommt er mehr.« Ich zog die Peitsche ganz durch und schlug zu. Diesmal aus meinem Inneren heraus, ohne Angst. Pana, die das Spiel aufmerksam verfolgte, sagte mir später, dass sie mich dafür bewundert habe.

Nach einigen weiteren Schlägen wusste ich nicht mehr so recht weiter. Mein Sklave wollte mir dienen, aber mit was? Ich fragte ihn.

»Mit allem, was die Herrin will!«

»Oh Gott«, dachte ich, »was will ich denn?« In meiner Verzweiflung nahm ich mir einige Klammern, kniff sie in seine Brustwarzen, seine Hoden und an seinem Rumpf entlang. Ich zog und spielte daran. Mein Sklave verbiss sich tapfer jeglichen Schmerz.

Ich band ihn los. Jetzt befahl ich ihm, seinen Penis zu wichsen, ein kleines, weiches Ding. Er wichste. Doch ich fand das schnell ziemlich blöde. Befahl ihm, damit aufzuhören.

»Ja, Herrin!«, antwortete er und hörte sofort damit auf, beugte sich nieder und küsste mir die Lackstiefel.

Ich war froh, als ich die Session hinter mir hatte. Doch es ging weiter. Wir sollten mit verschiedenen Sklaven üben.

Der Nächste war nicht so ein typischer Sklaventyp. Er wirkte selbstbewusst, wusste genau, was er wollte. Er ginge regelmäßig zu Dominas, erzählte er im Vorgespräch. Er wolle auch keine Folterinstrumente, sondern hätte seine eigenen dabei: einen Knebel, einen runden Ball, der mit einem Lederband am Hinterkopf zu befestigen sei, und zahlreiche Klammern.

Noch war er angezogen, doch ich konnte auch so erkennen, dass er einen gut gebauten und gestählten Körper hatte. Ich stellte auch ihm die Frage nach dem Orgasmus. Auch er sagte: »Muss nicht sein.«

Es gelang mir einfach nicht, so ganz auf Domina, kühl und distanziert zu machen. Ich blieb die ganze Zeit über ich selbst, mit all meinen Gefühlen. Ich band ihm eine schwarze Augenbinde um, heizte seinem herrlich großen Penis ein, machte Wachsspiele mit ihm, fesselte ihn. So wehrlos, konnte ich mir nicht verkneifen, ihm einen zu blasen. Ich wusste natürlich, so was macht eine Domina eigentlich nicht. Deshalb war der Sklave nicht hier. Doch danach hatte ich einen guten Grund, ihn zu bestrafen. Warum hatte er das mit sich machen lassen? Ich peitschte ihn tüchtig aus.

Nach einem Moment der Ruhe nahm ich ihm die Augenbinde ab. »Dir ist schon klar, dass ich als deine Herrin mit dir machen kann, was ich will – nicht das, was du meinst, was ich mit dir machen sollte?« Er sagte nichts, harrte der Dinge, die da kommen würden. Ich kam langsam in Fahrt, ließ ihn stehen, besorgte mir vom Klo eine Rolle Toilettenpapier und holte ihm einen runter, dass ihm Hören und Sehen verging. Damit hatte er nicht gerechnet, entsprechend fix und fertig war er danach.

Zu meiner Bewertung als Domina meinte er später, recht gut, nur mein Tonfall könnte härter und schärfer sein.

Der dritte Sklave war mittelgroß, schlank, etwa Anfang vierzig mit blonden Haaren und grauen Augen. Ein Mann zum Verlieben. Ich fragte ihn nach seinen Vorlieben, seinen Tabus.

»Ich möchte verspottet und ausgelacht werden. Ich will hören, dass ich ein böser, unnützer kleiner Wichser bin. Wertlos. Ein Weichei. Ich will geknebelt und ausgepeitscht werden, mit Nadeln und Klammern malträtiert. Ich will in einen Sarg gesteckt und dort so lange eingesperrt bleiben, bis ich glaube, fast den Verstand zu verlieren. Ich will Angst haben. Angst, dort niemals mehr rauszukommen …«

Ich hörte ihm mit klopfendem Herzen zu und dachte: »Mein Gott, seine Seele hat einst in einem anderen Körper ähnliches erlitten. Und nun glaubt dieser Sklave, dass er sich in diesem Leben erneut kasteien lassen muss. Er erkennt nicht, dass er so immer ein Gefangener seiner selbst bleibt.« Ich war froh, dass ich diese Session nicht mit ihm durchführen musste. Pana war klar, dass wir Neulinge einer solchen Aufgabe noch nicht gewachsen waren.

In der Pause begann ich ein Gespräch mit einem der Sklaven, fragte, ob es ihm wirklich etwas gäbe, sich einem anderen zu unterwerfen.

Er erzählte: »Ich lebe in einer festen Beziehung, wir wünschen uns Kinder, und ich würde am liebsten ganz normal mit meiner Freundin Sex haben. Es macht mir nicht wirklich Spaß, wenn mir bei einem Spiel in einem Domina-Studio eine Frau, als strenge Lehrerin verkleidet, mit der Peitsche eins drüber zieht. Und ich habe auch kein gutes Gefühl, wenn ich das gemeinsame Konto überziehen muss, um die Sessions bezahlen zu können. Aber was soll ich machen? Der Drang sitzt tief in mir drin. Ich war schon in verschiedenen Therapien, leider erfolglos. Wenn ich es recht überlege, trägt meine Mutter eine erhebliche Schuld. Ich war nicht gerade ein fleißiger Schüler, bekam ständig blaue Briefe. Meine Mutter wurde immer wieder zu meiner Klassenlehrerin bestellt. Dort forderte sie strengere Strafen für mich, und die Lehrerin stellte mich bei Vergehen dann in eine Ecke, ließ mich vor der Klasse richtiggehend schmoren. Das war mir unendlich peinlich, doch irgendwann gewöhnte ich mich daran, empfand sogar eine Art Lust, wenn meine Mitschüler im Anschluss über mich herzogen.«

»Und deine Lebensgefährtin – weiß sie davon?«

Er schüttelte traurig lächelnd den Kopf. »Wenn sie es wüsste, würde sie mich verlassen. Sie wäre enttäuscht von mir.«

Ich dachte: »Du armer Kerl. Deine Freundin hat für deinen vom göttlichen Ich getrennten Teil keine Liebe und kein Verständnis. Dabei wartet dein höheres Selbst nur darauf, dir zu helfen, um sich wieder mit deiner Mitte zu verbinden.«

Ich wünschte ihm alles Gute, verabschiedete mich. Dieser Tag im Kerker war wirklich anstrengend gewesen. Ich war erschöpft – und die anderen auch. Am Morgen waren wir noch begeistert gewesen, als wir erfahren hatten, abends an einer SM-Party mit Domina-Versteigerung teilnehmen zu dürfen, die im Kerker stattfinden sollte. Jetzt hatten wir genug von solchen

Spielen, wollten nur noch gemeinsam was essen und dann in unsere Hotelzimmer gehen.

So machten wir es auch. Doch als ich in meinem Hotel ankam, bemerkte ich, dass ich meinen Beutel mit den Lackstiefeln und Utensilien im Restaurant vergessen hatte. Und die brauchte ich für den nächsten Tag.

Während ich mich notgedrungen noch einmal auf den Weg machte, dachte ich, dass die göttliche Führung wohl seine Hand im Spiel hatte. War ich nicht hier, um mehr über Unterdrückung mit all ihren Facetten zu erfahren? Die Ausrede, zu müde zu sein und nicht mehr alleine zur Party gehen zu können – die anderen hatten definitiv nicht mitgewollt – hatte nicht funktioniert. Und wenn ich schon zurück zum Restaurant musste, konnte ich auch die paar Schritte zum Kerker gehen.

Nachdem ich den Beutel abgeholt hatte, gab ich mich an der Kasse als Domina-Schülerin zu erkennen, so brauchte ich keinen Eintritt zu bezahlen. Alles war umdekoriert und mit zahlreichen Tischen und Stühlen ausgestattet. Ich zog mich um und hielt dann nach Pana Ausschau. Ich fand sie an einem der vorderen Tische, gemeinsam mit ihrem Freund sowie einem Sklaven, den ich bereits kennengelernt hatte. Nicht nur Pana und ihre Begleiter, auch die anderen Gäste sahen großartig aus. Alle in schwarzem Lack oder Leder, die Frauen mit Netzstrümpfen, in Schnür- und Lackstiefeln, geschlitzten Kleidern oder engen, superkurzen Röcken, Strapsen, geschnürten Miedern, offenherzigen Dekolletés …

Ich fühlte mich als Zuschauerin eines Spektakels. Die Menschen um mich herum sahen das Ganze aber nicht als ein Spiel oder eine Rolle an, in die sie geschlüpft waren. Sie waren sie selbst: Sklave oder Sklavin, Domina oder Herr. Nicht nur die Dominas, auch die Sklavinnen waren eine Augenweide: gestylt und geschminkt, mit geflochtenen Zöpfchen, Röckchen, die kaum den Po bedeckten, und die man immer mal wieder hochheben konnte, um mit einer Gerte auf den nackten Po zu klatschen. Andere wurden am Halsband geführt, mussten zu Füßen ihres Herrn sitzen. Aber auch umgekehrt: sie in Lack und Leder, sehr streng, er zu ihren Füßen. Paare, die ihre Neigungen lebten.

Gegen Mitternacht kam es zum eigentlichen Höhepunkt. Pana und eine

Domina, die sich Lola nannte, konnten ersteigert werden. Der Meistbietende für Pana war ein fescher junger Mann mit feuerroten Haaren. Er kam an unseren Tisch, sichtlich nervös, um das Vorgespräch zu führen. Danach gingen beide in die Mitte des Raumes, der wie eine Bühne angestrahlt war und auf dem ein Latexbett stand. Pana, ganz in Lack und mit einer schwarzen Augenmaske. Der junge Mann trug ebenso eine Maske, war jetzt jedoch bis auf einen Nieten-Ledergürtel und eine passende Handmanschette nackt. Er legte sich auf das Bett, bekam von Pana eine Vollmaske übergestülpt, dann steckte sie ihn in einen Latexsack, nur der Kopf schaute heraus. Sie setzte sich breitbeinig auf ihn, begann ihr Spiel. Rieb sich eine Weile an dem Sack, öffnete ihn ein Stück, bis die Brustwarzen des Sklaven sichtbar waren, bearbeitete sie mit Klammern, rutschte nach vorne, setzte sich auf sein Gesicht und reduzierte so seinen Atem. Er bäumte sich wie im Todeskampf auf. Pana drückte ihn in die Ausgangsposition zurück, doch immer wieder kam er mit dem Oberkörper hoch, während sie ihn quälte. Jetzt stülpte sie ihm eine weitere Maske über den Kopf, die aussah wie eine Atomschutzmaske.

Mir wurde ganz seltsam bei dem Anblick. Ob der rothaarige Jüngling wirklich gewusst hatte, auf was er sich da einließ? So, wie er sich aufbäumte und wehrte, konnte ich mir nicht vorstellen, dass ihm das Spiel gefiel. Pana spielte ungerührt weiter. Setzte sich erneut auf sein Gesicht. Wieder bekam er keine Luft, wehrte sich mit Einsatz seines ganzen Körpers. Schließlich ließ sie von ihm ab, öffnete den Latexsack.

»Na ja«, dachte ich, »der wird jetzt einen großen Steifen haben!« Ich stellte mir das so vor, bei einem solch schneidigen jungen Mann. Doch zum Vorschein kam ein verängstigtes, kleines weiches Schwänzchen.

Später fragte ich den jungen Mann, wie die Session für ihn gewesen sei.

»Unglaublich toll!«, rief er begeistert aus.

»Aber die Luftreduktion. Sie haben doch keine Luft bekommen?«

Er lachte. »Ich bin ein guter Schwimmer und habe damit überhaupt kein Problem. Ich kann beim Tauchen ziemlich lang die Luft anhalten.«

»Tja, dann war es wohl wirklich großartig für ihn gewesen«, dachte ich und wusste nicht, was ich davon halten sollte.

Mittlerweile war die zweite ersteigerte Domina, Lola, zugange. Ihr Sklave war groß und gut gebaut. Markantes, schönes Gesicht. Nur sein Penis war ohne Regung und klein. Er hing nackt an einem Schwebebalken, der jetzt anstelle des Bettes die Mitte des Raumes einnahm, an Händen und Füßen gefesselt, die Beine gespreizt. Lola, ein blondes Persönchen mit Kurzhaarschnitt, öffnete ihr Köfferchen. Zuerst dachte ich, es sein ein Behältnis für Musikinstrumente, doch sie bewahrte ihre Schlagwerkzeuge darin auf. Während sie Klammern setzte und raffiniert mit einer Gerte auf ihn einschlug, redete sie ununterbrochen, lachte hämisch, machte sich über ihn lustig. Sie spielte an den Klammern, riss sie mit einem Ruck runter. Vergaß dabei aber nicht, immer wieder geschickt Schläge zu setzen.

»Oh mein Gott«, dachte ich, »nur Schläge mag ja noch gehen, aber eine solche Prozedur mit Klammern runterreißen und so, wer hält das denn aus?«

Ich konnte kaum mehr hinsehen, die Session dauerte bereits eine Stunde. Rücken und Hintern des Sklaven waren rot und voller Striemen. Und dann gab es noch eins drauf und noch eins. Ich zuckte unter den Schlägen jedes Mal zusammen, so als wäre ich das Opfer.

»Na, magst du das noch immer?«, fragte Lola und lachte boshaft.

Die Antwort des Sklaven war nicht zu hören.

»Lauter!«

Noch immer keine vernehmliche Antwort.

Das wiederholte sich einige Male. Bis er endlich »Ja, Herrin!« rief.

Für mich war das Spiel grausam und langweilig. Bis zum Schluss war keine Erektion beim Sklaven zu erkennen und schon gar nicht hatte er einen Samenerguss. Schließlich wurde er abgehängt. Er bedankte sich bei der Herrin, indem er sich auf den Boden warf und ihre Stiefel küsste.

Danach vergnügten sich die Gäste.

Ich stand auf und ging herum. Ein Käfig zog mich magisch an. Gerade wurde eine junge Sklavin darin eingesperrt. Ihr Herr zog sie durch die Stäbe an der Nase, dann schlug er ihr mit einer Gerte auf den prallen Busen. Vor dem Käfig standen einige Männer in Lack und mit viel Silberschmuck, hatten ihre Penisse aus Leder- oder Lackhosen hervorgeholt und wichsten sich einen. Es war seltsam, dass ich in dem Moment daran dachte, was sie wohl tun würden, wenn sie kämen. Hatten sie *Kleenex* dabei? Gab es irgendwo Papierkörbe, um diese dann zu entsorgen? Ich konnte nirgends welche entdecken. Ich greife jetzt vor, wenn ich sage, dass ich den ganzen Abend über zwar Männer habe wichsen sehen, aber ohne zu kommen – in der Öffentlichkeit jedenfalls nicht.

Ich ging weiter zum nächsten Raum. Ein Tisch, so ausgeschnitten, dass ein Körper hineinpasste, fand großen Zuspruch. Eine kräftig gebaute Frau lag vornüber gebeugt und ein brutal aussehender, großer und starker Mann schlug mit solcher Wucht auf sie ein, dass sie ein Aufstöhnen und Winseln nicht unterdrücken konnte. Die Luft war geschwängert von Aggression, gemischt mit Angstschweiß. Der Mann nahm jetzt Anlauf, rammte ihr von hinten sein Knie in den Hintern. Das wiederholte er einige Male. Dann schlug er sie mit einer Peitsche, konnte gar nicht mehr aufhören, sie zu schlagen.

Ich schaute mich hilflos um. War das noch Spiel? Warum half der Frau keiner? Einige Zuschauer schüttelten entsetzt den Kopf und machten sich davon. Andere kamen, schauten fasziniert. Ich hatte keine Ahnung, wie die Tortur ausgehen würde. Doch irgendwann ließ der Mann von der Frau ab. Sie blieb eine Zeit lang weinend vornüber liegen. Schließlich richtete sie sich auf, wischte sich die Tränen weg, und schmiegte sich an die Schulter des Mannes. Eine reife Frau, die zum Kind geworden war. Er strich ihr gönnerhaft über den Kopf und ich dachte: »Was für ein perverses Schwein. Und sie ist ihm auch noch dankbar dafür.« Ich sah nur Gewalt und Abhängigkeit.

Obwohl die Nacht für Pana und mich kurz geworden war und wir kaum geschlafen hatten, waren wir beide am nächsten Tag pünktlich im Kerker. Es war der dritte Tag des Seminars und wir sollten in Gruppen mit Folien und Masken an einem Sklaven arbeiten. Gott sei Dank keine Einzelsitzung, das hätte ich, müde wie ich war, kaum gepackt.

Pana schleppte eine große Rolle schwarzer Klarsichtfolie und zahlreiche andere Utensilien an. »Zuerst fesselt ihr den Sklaven, bestückt ihn von Kopf bis Fuß mit Klammern und wickelt ihn anschließend in die dunkle Folie. Nur Nase und Mund müssen frei bleiben, also bitte entsprechend Löcher hineinschneiden.« Sie zeigte uns einen Kniff zur Atemreduktion, indem sie dem Sklaven, der sich zur Verfügung gestellt hatte, kurz Mund und Nase zuhielt.

»Maria, demonstrier doch mal bitte, wie du es machen würdest.« Ich zuckte zusammen. Warum ich? Sollten wir nicht in der Gruppe …? Zuerst wollte ich protestieren, doch ich dachte: »Da musst du jetzt durch.« Ich zog die Lackstiefel zurecht, richtete mein Mieder, atmete mehrmals tief ein und aus und legte los.

Ich fesselte den Sklaven, setzte Klammern und wickelte ihn in die Folie. Mir war das sachliche Domina-Gehabe zu langweilig und ich dachte: »Mach es auf deine Art, erotisch und spielerisch, einfach geil.« Ich wusste, dass das nicht wirklich gewünscht war, doch ich wollte mein ganz eigenes Spiel. Als der Sklave eingepackt war, rieb ich mich an seinem Körper, so wie ich es am Abend zuvor bei Pana und dem Latexsack gesehen hatte. Ich nahm meine Hände, ließ sie über die empfindlichsten Stellen des Mannes gleiten, auch über seine Genitalien. Zwischendurch fuhr ich über seinen ebenfalls in Folie gehüllten Kopf, hielt ihm, fast wie versehentlich, Mund und Nase zu, streichelte seinen Penis. Ich spürte, wie er unter meinen Händen rasend wurde vor Lust. Er begann zu zittern und bebte am ganzen Körper.

Nach der Vorführung meinten die anderen, das wäre sehr gut gewesen. Ich war zufrieden. Es hatte mich zwar nicht erregt, aber es hatte mir Spaß gemacht, den Mann in einen sexuellen Rausch zu versetzen.

Pana sah mich schmunzelnd an. Dann erzählte sie uns eine Geschichte: »Zu mir kommt seit vielen Jahren ein vielleicht siebzigjähriger Mann, ein ehemaliger Banker, der seit fünfzig Jahren einmal im Monat zu einer Domina geht. Er lässt sich Gewichte an den Hodensack hängen, in Ketten legen und foltern. Gegen Ende der Sitzung, wenn er zu masturbieren beginnt, muss ich immer denselben Satz sagen: ‚Und ich werde dich so lange nötigen und quälen, an dir brennende Zigaretten ausdrücken, dich in ein dunkles, feuchtes Kellerverlies sperren, bis ich als Herrin mit dir machen darf, was ich will.' Kaum ist es ihm gelungen, ein paar Tropfen abzuspritzen, murmelt er ärgerlich: ‚Ich bin doch ein verdammter Narr. Immer wieder schmeiß ich Geld für solche Sachen raus, aber diesmal ist es das letzte Mal.' Tja, und dann geht er zerknirscht, um nach vier Wochen wiederzukommen.«

Ich fragte mich, warum sich der Mann nach Jahrzehnten noch immer nicht mit seinen Gefühlen ausgesöhnt hatte, andererseits aber auch nicht in der Lage war, etwas zu ändern.

Pana wusste es anscheinend auch nicht. Sie erzählte weiter: »Einen anderen Kunden muss ich zwei Stunden lang ersticken. Ich setze mich dann auf sein Gesicht, erhebe mich ein wenig, damit er keuchend nach Luft ringen kann, setze mich wieder. Zum Schluss koordiniere ich den Höhepunkt des Erstickens mit einer Ejakulation. Irgendwann wollte ich von ihm wissen, woher sein Bedürfnis kommt. Er lächelte, als ich ihn fragte: ‚Ich habe als sehr junger Mann mal in einem Bergwerk gearbeitet, war verschüttet und wäre beinah erstickt. Erst in letzter Minute wurden meine Kumpels und ich gerettet.' Er erlebt jedes Mal die Katastrophe. Das Ersticken ist in seinen Zellen gespeichert, ist noch immer aktiv und wird gelebt. Er ist, wie so viele, ein Sklave seiner selbst.«

Wieder zu Hause schaltete ich abends den Fernseher ein. *Den Verbrechen auf der Spur* oder etwas Ähnliches lief, jedenfalls eine Serie, in der ein Staatsanwalt ermittelte. Es ging um vermisste Kinder. Zwanzig wurden in einem Kerker in ich weiß nicht mehr wo eingesperrt gefunden, an Armen und Beinen in Ketten gelegt, vollkommen apathisch. Ich schaute fassungslos auf den Bildschirm: »Durch das Trauma hat sich ein Teil des göttlichen Ichs, das Urvertrauen, vom Körper getrennt«, dachte ich. »Womöglich werden diese kleinen Menschlein es in diesem Leben nicht mehr schaffen, sich zu verbinden.«

Ich erinnerte mich an die Sklaven, die ich während des Seminars kennengelernt hatte, ebenfalls getrennt vom göttlichen Ich. Sie alle standen sich selbst und ihrem Glück im Weg. Wer würde ihnen Anstoß geben, sich auf den Weg zu machen, um sich mit ihrem höheren Selbst zu verbinden und aus der Gefangenschaft zu befreien – Pana vielleicht? Sie hatte es sich zumindest vorgenommen, hatte auch schon Erfolge erzielt. Ein warmes Gefühl überkam mich, als ich an sie dachte. Ich wünschte ihr von Herzen Glück dabei.

Das Seminar hatte mich berührt, aber auch aufgewühlt. Die Sklaven gingen mir nicht aus dem Kopf. Dabei muss ein unterwürfiges Verhalten oder eine Lust, gequält zu werden, nicht immer mit einem traumatischen Erlebnis in Zusammenhang stehen. Oft spielt eine genetische Veranlagung eine Rolle.

Ein Sklave, der zu einer Domina geht, bestraft sich selbst. Er verzichtet auf geilen Sex, weil der von ihm getrennte physische Teil so programmiert ist.

Eine Sünde?

Die Sünde ist nicht, einer Programmierung entsprechend zu handeln, sich selber und anderen Leid zuzufügen. Die Sünde besteht darin, stecken zu bleiben. Sich nicht daraus befreien zu wollen. Zu glauben, weil es so ist, gehört es so.

Die Herausforderung im Leben kann nur sein, sich zu befreien. Der Sklave muss sein höheres Selbst bitten, ihn herauszuführen, damit er in seiner Geilheit nicht das armselige, ausgelieferte Kind bleibt. Er muss wissen, dass es einen Erwachsenen an seiner Seite gibt, der ihn führt – hin zur Freiheit und einer göttlichen, himmlisch geilen Sexualität.

Teil 4 – Der physische Mensch

Der physische Mensch – ein Puzzle

Sie kennen ein Puzzle. Vielleicht legen Sie manchmal selbst eines, versuchen über Stunden, die verschiedenen Teile wieder zusammenzubringen. So wie ein Puzzle ist der physische Mensch, wenn man ihn in seine Bestandteile zerlegen würde. Jedes einzelne Teil ist entweder getrennt von seinem höheren Selbst, göttlichen Ich oder seiner Mitte – wie immer Sie es nennen wollen – oder es ist verbunden. Der physische Mensch kommt mit der Aufgabe zur Welt, die Teile seines Puzzles, die vom höheren Selbst getrennt sind, wieder zu verbinden. Doch das kann er nicht alleine, wie wir wissen. Er muss sein göttliches Ich bitten, ihm dabei zu helfen. Und er muss vertrauen, dass es geschieht.

Es ist möglich, dass ein ganzes Leben vorübergeht, ohne dass er ein einziges Teil verbinden konnte. Er war sich nicht einmal bewusst, dass sein Leid, seine körperlichen und seelischen Schmerzen Wegweiser waren, auf denen geschrieben stand: »Ändere was! Ändere dich von einem physischen Menschen in einen Menschen, der mit seinem höheren Selbst verbundenen ist. Finde deine Mitte!« Er glaubte, sein Leid wäre dazu da, es tapfer zu ertragen. Er sah sich als Opfer. Oder aber er meinte, sein Leben sei nur dazu gedacht, maximalen Genuss zu erleben. Seinen unersättlichen vom höheren Selbst getrennten Teil zu befriedigen, ohne Rücksicht auf andere.

Was am Ende eines Lebens bleibt, sind die verbundenen oder nicht verbundenen Teile des Puzzles. Das höhere Selbst kann aber erst wieder in die göttliche Einheit, in die Gesamtheit von allem, was existiert, zurückkehren, wenn alle Teile des physischen Menschen verbunden sind.

Doch auch wenn es nicht geklappt hat, ganz umsonst war das physische Leben nicht. Der Mensch hat zumindest anderen gedient, sich selbst zu erkennen und Teile ihres eigenen Puzzles zu verbinden.

In einem neuen Leben, wenn die Seele wiedergeboren wird und in einen anderen physischen Körper schlüpft, macht der Mensch da weiter, wo der andere aufgehört hat. Er steckt also gleich wieder im selben Schlamassel. Dann gilt es, sich verstärkt einzusetzen und so viele getrennte Teile wie möglich zu verbinden. Ein Leben kann lang sein. Wenn eine Situation, eine Chance, nicht für eine Verbindung genutzt wird, warum auch immer, taucht stets das gleiche Problem auf. Meist heftiger als zuvor, damit es auch verstanden wird: »Ändere was! Ändere dich! Verbinde dich mit deinem höheren Selbst!«

Der physische Mensch – Selbstmord

Die Trennung vom höheren Selbst ist der größte Schmerz für den physischen Menschen. Manchmal ist das Leid so groß, alles scheint so ausweglos und ohne einen Funken Hoffnung, dass er es nicht mehr aushalten kann – und will. Der getrennte Teil kann nur sich alleine in seinem Schmerz wahrnehmen. Ihm fehlt das Bewusstsein, die Verbundenheit und das Gefühl für den Partner, für die Kinder oder die Angehörigen. Er ahnt und weiß nicht einmal, was er ihnen durch einen Selbstmord antun würde. Er sieht nur seinen Schmerz. Und wählt schließlich den Freitod, um sich vom Gefühl der Trennung vom göttlichen Ich zu erlösen. Tatsächlich ist er danach erlöst. Nur ist sein Teil, sein Puzzleteil, noch immer nicht verbunden. Und noch viel schlimmer: Das Werkzeug dazu, der physische Körper, ist verloren gegangen. Seinem nächsten physischen Körper wird die gleiche Aufgabe übertragen. Aber auch er kann es nicht alleine schaffen. Es ist ein ständiger Kreislauf: Er muss sein höheres Selbst bitten … und so weiter. Erst wenn ein physischer Körper erkennt, dass ihm geholfen wird und sich sein Bewusstsein erweitert, wird sein Problem immer weniger zum Problem, so lange, bis es kein Problem mehr ist. Dann wird er die Liebe und Verbundenheit spüren. Gratuliere! Das nächste Puzzleteil meldet sich bestimmt.

Der physische Mensch – das Rätsel

Das höhere Selbst, göttliche Ich, die Mitte – ja was ist das eigentlich? Ich sage, es ist ein Teil Gottes, der Liebe Weisheit, Macht und Kraft. Wenn Sie, liebe Leserin, lieber Leser, gläubig sind, werden Sie sich mit dieser Formulierung vielleicht zufriedengeben. Wenn Sie Ihre ganz eigene Sicht auf die Dinge haben, zweifeln, hinterfragen und mit dem Begriff »Gott« hadern, dann lassen Sie mich folgende Definition zitieren: *Gott ist die Gesamtheit von allem, was existiert, vom Belebten ebenso wie vom Unbelebten, vom Fühlenden ebenso wie vom nicht Fühlenden. Er ist frei von Krankheiten und Begrenzungen. Er ist allmächtig, allwissend, allgegenwärtig. Er hat keinen Anfang, keine Mitte, kein Ende. Er ist der, welcher allen Wesen innewohnt.*

Gott ist alles in allem. Er ist die einzige Wirklichkeit im Universum. Er ist das Zentrum, auf das alle Dinge zustreben.

Und das Rätsel?

Das höhere Selbst trennte sich einst von der Einheit mit Gott. Nun macht es von Leben zu Leben durch den physischen Menschen immer wieder die Erfahrungen der Trennung. Der Mensch selbst wird zum Rätsel. Die Seele kann aber erst wieder in die Einheit Gottes, in die einzige Wirklichkeit im Universum, zurückkehren, wenn alle Teile seines Rätsels gelöst sind. Ich sage es noch einmal, weil es so wichtig ist: Der Mensch muss jedes *Puzzleteil* seines physischen Körpers mit seinem höheren Selbst, göttlichen Ich, seiner Mitte, wie immer Sie es nennen wollen, verbinden. Das ist nicht nur wichtig für ihn. Das macht ihn auch für Gott so wichtig. Das Göttliche braucht ihn, um wieder zur Einheit zu gelangen. Leider erkennt der Mensch oft seine Wichtigkeit und seinen wahren Wert nicht. Er sieht sich als physischer Mensch, tut so, als ob er selbst Gott wäre. Was braucht er andere Götter neben sich.

Oder der Mensch glaubt, nichts wert zu sein, findet sich vollkommen unwichtig. Er kommt gar nicht auf die Idee, eine Bedeutung für die Göttlichkeit zu haben. Und schon gar nicht denkt er, dass in ihm selbst ein göttliches Ich wohnt, das ihn braucht.

Für den physischen Körper und die Seele ist es völlig ohne Belang, wie vermeintlich erfolgreich der Mensch ist oder wie sehr er leidet. Oft braucht es für nur einen einzigen Teil im Rätsel mehrere physische Körper, bis ein Mensch es endlich schafft, durch Mut und Vertrauen in das göttliche Ich die Verbindung wiederherzustellen. Denn wie wir wissen, schafft es der physische Körper alleine nicht. Nur das göttliche Ich weiß die Lösung des Rätsels.

Nach dem Tod gibt es den physischen Körper nicht mehr. Er war nur Hülle und Werkzeug, hat sich selbst gedient. Doch wenn der Mensch, dessen Hülle nun unwichtig geworden ist, nur einen Teil seines vom göttlichen Ich getrennten Teils verbinden konnte, freut sich sein Selbst.

Doch Halt. Stopp. Nach dem physischen Tod ist der Körper zwar von seinem Schmerz der Trennung seines höheren Selbst erlöst, aber die Seele noch nicht in die Einheit Gottes, in die Gesamtheit von allem, zurückgekehrt. Das ist erst möglich, wenn alle physischen Teile des Rätsels gelöst und somit verbunden sind.

Vielleicht haben Sie schon einmal mit sich und der Welt gehadert, sich gefragt: »Ach, warum habe ich es denn so schwer und meine Kollegin, Freundin oder Nachbarin hat es so viel leichter im Leben?«

Ganz einfach. Sie hat Glück. In früheren Leben wurden die schwierigsten Teile ihres Rätsels bereits verbunden und somit gelöst. Je mehr Teile mit dem göttlichen Ich vereint sind, desto angenehmer und schöner das jetzige Leben. Es kann durchaus sein, dass Ihre Kollegin, Freundin oder Nachbarin den Himmel auf Erden erlebt, während Ihnen das Wasser bis zum Halse steht, bildlich gesprochen.

Entscheiden Sie sich, zusammen mit Ihrem höheren Selbst jeden Augenblick Ihres Lebens leben zu wollen. Entscheiden Sie sich jetzt! Und hoffen Sie nicht, dass es im nächsten Leben besser wird. IN DIESEM LEBEN haben Sie die Macht zur Veränderung. Im Hier und Jetzt sind Sie gemeinsam mit Ihrem göttlichen Ich ein unschlagbares Team!

Vom Mädchen zur Frau

Erinnern Sie sich an Ihre Kindheit, an die Zeit, als Sie ein kleines Mädchen waren? Oh, was hatten Sie Träume. Träume, die niemals dem Leben und schon gar nicht der Realität entsprachen. Doch Sie durften träumen. Sie waren Kind. Und die Verantwortung trugen Ihre Eltern.

Viele Mädchen träumen, machen sich ihr ganz eigenes Bild vom Leben und den Menschen um sie herum. Vater und Mutter werden idealisiert. Später, so träumt das kleine Mädchen, möchte es einmal so sein wie sie. Es hält sie für vollkommen.

Wird das Mädchen zum Teenager, beginnt es, Vater und Mutter zu hinterfragen. Eigentlich waren sie gar nicht so toll, haben eine Menge falsch gemacht. Für alle Schwächen macht der Teenager nun seine Eltern verantwortlich. SIE SIND SCHULD.

Auch später hören die Träume nicht auf. Die junge Frau träumt von einer steilen Karriere, einem außergewöhnlichen Lebenspartner oder Ehemann, einer glücklichen Familie. Auf dem Weg dorthin lässt sie sich nur allzu gerne einlullen. Unterliegt aus Angst und Bequemlichkeit (falschen) Versprechungen. Alles ist ihr recht, solange sie an ihren Illusionen festhalten kann. Doch eines Tages wird sie durch bestimmte Ereignisse brutal in die Realität zurückgeholt. Jetzt tut sie das, was sie schon immer gerne getan hat. Sie zeigt mit dem Finger auf andere. ER IST SCHULD. Er, der vermeintliche gute Freund, ist ein Lügner, Herzensbrecher, Betrüger, Hochstapler.

Um die Angst vor eigenen Entscheidungen oder einem unbequemen Weg auszuschalten, ließ sie sich ein X für ein U vormachen. Lieber ein falsches X, sagte sie sich, als ein aufrichtiges U. Das U stand für Unwägbares und Unsicherheit. Doch die junge Frau wollte Sicherheit. Ein Mensch kann den anderen nur hintergehen, wenn er sich nicht der Wahrheit des Lebens stellen will. Ein Sicherheitsbedürfnis ist keine Wahrheit. Es ist eine Illusion.

Im Laufe ihres Lebens verschwindet dann die Angst ein wenig. Die gereifte Frau findet den Mut, sich auf Unwägbares einzulassen, geht ein gewisses

Risiko ein. Sie wirft den Eltern nicht mehr vor, alles falsch gemacht zu haben. Und dem einstigen Freund oder Lebenspartner verzeiht sie, dass er sie belogen und betrogen hat. Schließlich war sie ein leichtes Opfer gewesen. Sie spürt wieder Liebe.

Diesen Fortschritt hat sie als physischer Körper ihrem höheren Selbst zu verdanken, das unmerklich arbeitet. Noch ist ihr nicht bewusst, was sie alles bewirken könnte, wenn sie ihre wahre Mitte gefunden hätte. Doch sie hat Vertrauen zu sich selbst. Sich auf einen Lebenspartner als Sicherheit zu verlassen, hält sie für eine Lebenslüge. Sie möchte zwar mit einem anderen Menschen als Paar oder Familie zusammen sein, doch sich nie mehr seinen Stimmungen unterwerfen. Sie will aus Verwicklungen und Schuldzuweisungen herauswachsen, will stark und unabhängig sein. Eine erwachsene Frau, die für ihr eigenes Leben Verantwortung übernimmt.

Erwachsen und selbstbewusst

Erwachsen und selbstbewusst ist jeder erwachsene Mensch, der mit seinem höheren Selbst, dem Erwachsenen, verbunden ist. Der physische Körper ist immer das Kind. Deshalb ist in heiligen Schriften nicht von »erwachsenen Menschen«, sondern von »Menschenkindern« oder »Kindern Gottes« die Rede.

In Verbindung hat der physische Körper, also das Kind, einen Erwachsenen an seiner Seite. Er ist jetzt erwachsen und sich seiner selbst bewusst.

Der physische Körper, das Kind, ist richtig, so wie es ist. Aber es wäre falsch, wenn das Kind von sich sagen würde: »Ich bin richtig, wie ich bin, und deshalb muss ich nichts lernen und brauche mich auch nicht weiterzuentwickeln.« Das jedoch passiert, wenn der physische Mensch das von sich glaubt.

Sobald sich der physische Mensch eingesteht, dass er ein Kind ist, das einen Erwachsenen braucht, der ihm hilft, in allen Teilen seines Körpers erwachsen zu werden, erst dann entwickelt sich sein Charakter. Sein liebevoller Erwachsener begleitet ihn unbeschadet durch alle Lebenslagen, unterstützt ihn bei der Umsetzung seiner Wünsche. Hatte das Kind sich früher, getrennt von seinem höheren Selbst, nicht erlaubt, eigene Wünsche oder gar einen Herzenswunsch zu haben, weil es glaubte, es müsse nur für andere da sein, macht es sich diesen nun bewusst. Es weiß jetzt, was es will und was nicht.

Doch Halt. Stopp. Noch schreckt es vor der Herausforderung zurück, sagt sich: »Das kann ich doch gar nicht. Dafür bin ich nicht gut genug!«

Sein Erwachsener jedoch beruhigt es: »Mit mir gemeinsam wirst du es schaffen. Ich übernehme die Verantwortung. Wage es!«

Oft sind die Verbindung und das Vertrauen in das höhere Selbst einfach da, ohne sich dessen bewusst zu sein. Alles läuft wie am Schnürchen. Doch der Erfolg und zu viel angelerntes Wissen können den physischen Menschen überheblich werden lassen. Er glaubt dann von sich, dass nicht sein höheres

Selbst ihn unterstützt und geleitet hat, sondern nur er selbst. Das aber ist ein Irrtum und keine Wahrheit.

Dem physischen Körper fehlen Demut und Dankbarkeit gegenüber seinem göttlichen Ich. Er hat sich durch falschen Glauben von seiner Mitte getrennt. Vielleicht meint das Leben es noch einige Zeit gut mit ihm. Doch eines Tages wird das Schicksal zuschlagen und ihm zeigen, dass nicht alles in seiner Macht liegt.

Der physische Körper, das Kind, kann weder verantwortungsbewusst handeln noch Verantwortung übernehmen. Nur das höhere Selbst, der Erwachsene, ist dazu in der Lage. Er steht für sich ein, gibt keinem anderen die Schuld an den Unzulänglichkeiten des Lebens. Überschätzt sich das Kind und will Dinge wagen, die nicht in sein Leben gehören, dann reagiert das höhere Selbst. Es hat das erweiterte Bewusstsein, das erkennt, was für Erfahrungen das Kind wirklich machen sollte und welche es besser sein lässt.

Der strenge Erwachsene

Der STRENGE Erwachsene ist richtiggehend unsympathisch. Er ist ja so gescheit. Er weiß alles. Er bildet sich sofort ein Urteil, verurteilt und wertet. Er hat kein Verständnis für andere Meinungen. Er folgt streng seinen Prinzipien und Regeln, hält sich strikt an die Gesetze der physischen Welt. Er hat einen guten Verstand. Nur leider ist dieser nicht mit der höheren Weisheit verbunden und sein Herz nicht mit der göttlichen Liebe. Er kann den Partner, den anderen, nicht sein lassen, wie er ist. Er muss ihm immer die Wahrheit sagen, seine Wahrheit. Er reglementiert, bewertet, kritisiert. Lässt den anderen sein Gesicht verlieren und sich klein, blöd, dumm und ungenügend vorkommen. Doch der sicherste Weg, einen anderen Menschen in seine wahre Macht, Kraft und Liebe hineinzudrängen, ist, ihn ständig zu kritisieren und herabzusetzen. So war die Beziehung dann doch für etwas gut.

Das höhere Selbst ist der LIEBEVOLLE Erwachsene. Er hat eine erweiterte Sichtweise, kann aus der Sicht des Kindes sehen und fühlen. Dem liebevollen Erwachsenen ist es egal, ob etwas so oder so ist. Er hat andere Werte, auf die es ihm ankommt. Er schafft sich selbst und dem anderen keine Probleme, wo keine sind. Das Kind liebt ihn, es fühlt sich verstanden und angenommen: »So, wie ich bin, bin ich richtig.«

Der liebevolle Erwachsene wirkt sympathisch, weil nicht so »gescheit und voller Vorurteile«. Dafür mit Herzensbildung, die vom göttlichen Ich kommt. Mit einem solchen Erwachsenen kann das Kind reden. Es hat das Gefühl, der versteht mich. Und er versteht wirklich, weil das göttliche Ich versteht.

Mit einem Kind richtig umgehen

Eltern, die mit ihrem höheren Selbst verbunden sind, haben Respekt und Achtung vor ihrem Kind. Sie wissen, es braucht ihre Autorität und ihren Schutz. Sie geben ihm nicht das Gefühl: »Du bist nur ein Kind, du bist dumm und kannst nichts.« Sondern sie zeigen ihm: »Ich nehme dich ernst, versuche auf dich einzugehen und dich zu verstehen. Ich höre dir zu, lass dich deine Entscheidungen selbst treffen und unterstütze dich dabei. Du bist richtig so, wie du bist.« Wenn sie etwas von dem Kind wollen, bitten sie es darum. Sie setzen nicht voraus, dass das Kind ihre Wünsche erahnt und dann von sich aus freiwillig erfüllt.

Die Eltern wissen, dass das Kind sie am liebsten immer um sich haben möchte und sich wünscht, dass sie ihm stets zur Verfügung stehen. Sie wissen auch, dass es trotzig reagiert, wenn die Dinge nicht so laufen, wie es sich das vorstellt. Deshalb sind sie ihm nicht böse. Sie lieben das Kind, lassen sich aber nicht von ihm vereinnahmen und setzen ihm Grenzen, die es zu respektieren hat.

Genau so sollte es zwischen einem Mann und einer Frau sein, die in Beziehung zueinander stehen. Der Mann, in vielen Teilen seines physischen Körpers nicht mit seinem höheren Selbst verbunden, ist wie ein Kind. Ihm fehlt der Erwachsene, eine Autorität, die ihn führt. Eine mit ihrem höheren Selbst verbundene Frau ist die Erwachsene, die er braucht. Sie sieht das göttliche Ich im Mann, begegnet ihm liebevoll, mit Achtung und Respekt. Sie gibt ihm das Gefühl: »Ich nehme dich ernst, versuche auf dich einzugehen und dich zu verstehen. Du bist richtig so, wie du bist. Doch ich übertrage dir keine Verantwortung für mein Leben, und lass dich keine Entscheidungen für mich treffen.« Für sie ist der Mann nicht der Boden unter den Füßen – das ist ausschließlich ihr höheres Selbst. Sie ist niemals enttäuscht von ihm, weil sie weiß, was sie von einem Kind zu erwarten hat.

Kein Erwachsener, weder Frau noch Mann, ist in all seinen Teilen erwachsen. Dort, wo er Kind ist und von seinem göttlichen Ich getrennt, ist er besonders empfindlich. Dort liegt seine Schwäche, sein wunder Punkt. Er reagiert überempfindlich, oft aggressiv oder gar beleidigt. Das erwachsene Kind könnte jetzt sein göttliches Ich bitten, ihm zu helfen, den Teil zu verbinden. Denn in dem Moment, wo sein liebevoller Erwachsener bei ihm ist, erfährt es Trost, wird ruhiger und gelassener.

Aber auch wenn der physische Teil mit seinem höheren Selbst verbunden und somit erwachsen ist, bleibt er immer auch physischer Teil und sensibles Kind. Der Unterschied jedoch ist, dass ihn eine Beleidigung nicht mehr mitten ins Herz trifft. Sie geht zuerst in seine Mitte, sein höheres Selbst, und dann erst in den physischen Körper. Die Beleidigung trifft ihn dann zwar auch, aber er kann erkennen, dass der andere so etwas nur sagt, weil genau da seine Schwachstelle, sein wunder Punkt ist. Aus dieser erweiterten Sicht nimmt er Kränkungen nicht persönlich, bekommt nicht gleich Selbstzweifel und kann angemessen reagieren.

Der besorgte Mutter-Typ

Der besorgte Mutter-Typ traut dem Partner nichts zu. Die Frau nimmt dem Mann alles ab. Sie ist sich sicher: »Wenn er mich nicht hätte, würde er vor die Hunde gehen.« Sie sieht in ihm nicht das Göttliche, und dass er sehr wohl für sich selbst sorgen kann. Stattdessen opfert sie sich für ihn auf, gibt ihm alles, was sie hat und ist, und verlangt nichts dafür. Er braucht seinen Teil nicht beizutragen. In ihren Augen kann er es eh nicht.

Der Partner jedoch wird eines Tages wach, nabelt sich ab und geht seiner Wege. Er traut sich sehr wohl etwas zu.

Der besorgte Mutter-Typ ist dann enttäuscht von ihm. »Wieso kann er das plötzlich?« Sie hat alles für ihn getan, sich aufgeopfert, und jetzt lässt er sie im Stich!

Das Hascherl, das Kind

Oft sieht sich der Partner selbst als Kind. Er glaubt dann, alles tun zu müssen, um von ihr, der Erwachsenen, geliebt zu werden. Denn ohne sie kann er nicht leben, davon ist er überzeugt. Wenn ihm ihre subtilen Demütigungen und ihr Dominanzgehabe zu viel werden, scheut er sich nicht, wie ein Kind zu weinen. Manchmal allerdings nimmt er all seinen Mut zusammen und stellt sich der Erwachsenen in den Weg. »Bis hierhin und nicht weiter!«, sagt sein Blick. Vielleicht schreit er es auch hinaus. Schließlich ist er ihr Mann, da hat er sich einen gewissen Respekt verdient, oder? Doch sein Gebaren kommt bei ihr nicht an, denn er hat die Ausstrahlung eines Kindes.

Wäre die Frau eine liebevolle Erwachsene, würde sie Respekt und Achtung vor dem Kind haben. Sie könnte dem Hascherl helfen, Selbstvertrauen zu gewinnen. So aber nimmt sie ihn nicht ernst. Doch Vorsicht: Eines Tages könnte der Mann sich seiner wahren Macht und Kraft bewusst werden. Denn auch als Kind ist er nur begrenzt leidensfähig. Wenn all seine Bemühungen, geliebt zu werden, scheitern, kommt er irgendwann an einen Punkt, wo er aufhört, es ihr unbedingt recht machen zu wollen. Dann geht er eigene Wege. Im günstigsten Fall findet er zu seinem höheren Selbst. Und das möchte, dass er alles *für sich* richtig macht. Und ist es für ihn richtig, dann ist es das auch für andere.

Fauchen wie ein Löwe

Jeder Teil des physischen Körpers, der mit seinem höheren Selbst verbunden ist, ist erwachsen. Ein Erwachsener übernimmt Verantwortung für sein Leben und lässt den anderen sein, wie er ist. Er folgt dem göttlichen Ich in sich zu seinem Wohle und zum Wohle aller, denn er wird geführt und geschützt. Das macht den physischen Teil sich selbst bewusst und schenkt ihm Vertrauen. Der Erwachsene strahlt dieses Selbstbewusstsein aus. Seine Autorität lässt die Menschen in seinem Umfeld unweigerlich vor ihm Respekt haben. Verhält sich trotzdem jemand geringschätzig ihm gegenüber, so ignoriert er es einfach. Passiert es jedoch, dass derjenige unbedingt seine Grenzen ausloten will, uneinsichtig oder gar wütend wird – ein Kind eben –, dann verbindet der physische Körper sich mit seiner göttlichen Macht und Kraft. Er begegnet ihm wie ein Löwe, faucht: »Lass mich in Ruhe!« Das Kind erschreckt sich ob dieser Stärke, wird ganz still, und wagt sich keine weiteren Provokationen mehr.

Jeder Teil des physischen Körpers, der von seinem höheren Selbst getrennt ist, ist ein Kind, dem Eltern und somit Führung und Autorität fehlen. Das

Kind ist ganz auf sich alleine gestellt, ohne die Weisheit, Macht, Kraft und Liebe eines Erwachsenen. Es kann sich nun entscheiden, Sklave des anderen zu sein, ein langweiliger 08/15-Mensch oder sich als Kind wie ein Erwachsener aufzuspielen: arrogant, rücksichtslos und herrschsüchtig. Es hat nur einen beschränkten Blick auf sich, schließlich muss es sehen, wo es bleibt. Doch egal, wie es sich nach außen hin gibt, in seinem Innersten ist es immer klein, schwach und hilflos. Da nützt auch sein übertrieben zur Schau getragenes Selbstbewusstsein nichts. Es hofft ein Leben lang durch Geld, Macht und Sex seine innere Leere auszufüllen, doch es gelingt ihm nicht. Das Kind gesteht es sich nicht gerne ein, aber in ihm ist stets eine große Angst.

Warum »Kinder-Ehen« unweigerlich scheitern

Ein Kind, also der vom höheren Selbst getrennte physische Teil, erhofft sich vom Partner, dass er erwachsen ist und es liebt, wie es ist. Es erhofft sich, dass er es führt und leitet. Und es erhofft sich, dass seine Bedürfnisse nach Nähe, Liebe, Verständnis, Freiraum für persönliche Entwicklungen sowie die Fähigkeit zu verzeihen, erfüllt werden.

Doch nur ein liebevoller Erwachsener kann einem Kind all das geben.

Oft zieht der Teil, der von seinem höheren Selbst getrennt und Kind ist, wieder einen Menschen an, dessen Teil ebenfalls getrennt und somit Kind ist. Es gehen zwei Kinder eine Partnerschaft ein, denen der Erwachsene fehlt, der sie liebt, wie sie sind. Und der sie liebevoll aber bestimmt führt und leitet. Stattdessen schlagen sie sich gegenseitig die Köpfe ein, fügen sich seelische Grausamkeiten zu und haben Sex, der beide nicht befriedigt. Und kein Erwachsener weit und breit, der sie aufhält und voreinander bewahrt.

Der Schmerz, das Leid und die Tristesse sind wie ein Wegweiser, auf dem steht: »Ändere dich! Verbinde dich mit deinem göttlichen Ich, deinem Erwachsenen, der dir auch Autorität ist.« Es klingt vielleicht seltsam. Aber es ist gut, dass eine Ehe zwischen Kindern zwangsläufig scheitern muss. Denn nur dann können sich Kinder zu Erwachsenen entwickeln.

Auch eine Ehe zwischen einem Erwachsenen und einem Kind ist zum Scheitern verurteilt. Warum? Weil das Kind sich immer schwach und hilfsbedürftig fühlt, selbst dann, wenn es sich nach außen übertrieben selbstbewusst gibt. Der Erwachsene sagt sich: »Ich kann mit dem Kind einfach nicht reden. Es fühlt sich sofort angegriffen.« Ihm geht seine ständige Angst, zu kurz zu kommen und verlassen zu werden, auf die Nerven. Und im Bett ist er es leid, den »Kleinen« immer nur zu verhätscheln. Er will kein Kind als Partner. Er erwartet, dass es endlich erwachsen wird.

Das überfordert das Kind. Nie ist es richtig. Es kann machen, was es will. Und hier ist er wieder, der Wegweiser, und auf dem steht: »Ändere was! Verbinde dich mit deinem höheren Selbst. Dann bist du erwachsen und nicht mehr abhängig von Lob oder Tadel!«

Und den Erwachsenen mahnt der Wegweiser: »Du kannst nicht von einem Kind erwarten, dass es sich wie ein Erwachsener verhält. Lebe dein Leben und lass dir von ihm nicht vorschreiben, was du zu tun und zu lassen hast!«

Auch diese Konflikte sind wichtig. Sie dienen der Selbsterkenntnis und Entwicklung hin zu einer göttlichen Persönlichkeit. Voraussetzung ist allerdings, dass niemand die Schuld beim anderen sieht. Jeder ist, wie er ist.

Ein Kind braucht den Erwachsenen, der es führt

Ein Kind, also der vom höheren Selbst getrennte Teil, hat keine Autorität. Es ist auf der Suche nach einem Erwachsenen, der es liebevoll aber bestimmt – durchaus mit einer gewissen Dominanz – durchs Leben führt. Ist es zuvor an einen Partner geraten, der von ihm ein erwachsenes Verhalten erwartet hat, ohne ihm zu sagen, wo es langgeht, fühlt sich das Kind in der nächsten Beziehung mit einem dominanteren Partner erheblich wohler. Es ist sogar dankbar, dass es eine liebevolle und strenge Führung hat. Jetzt ist es in der Lage, sich zu einem Erwachsenen zu entwickeln, falls sich sein physischer Teil dafür entscheidet.

Das höhere Selbst, eine liebevolle Autorität

Das höhere Selbst ist eine liebevolle Autorität, sich selbst, seinem physischen Körper und dem kindlichen Teil des Partners gegenüber. Es ist nicht der strenge Erzieher, der kritisiert, belehrt und bestraft. Es wirft dem Kind nicht vor, was es nicht kann. Und schon gar nicht sagt es ihm, was es tun soll, damit es endlich erwachsen wird. Das höhere Selbst behandelt den kindlichen Teil des Partners mit Respekt und Achtung. Es sagt ihm, was es sich von ihm erwartet oder wünscht. Mit dem Ergebnis ist es grundsätzlich zufrieden, denn es weiß, es ist ein Kind. Doch im Unterschied zu Eltern und ihrem Kind übernimmt der Partner in der Beziehung nicht die Erziehung. Er passt nicht auf das Kind auf, trägt nicht die Verantwortung für Leben und Gesundheit. Er lässt es sein, wie es ist. Und im Bett sieht er in ihm sein höheres Selbst, den Erwachsenen. Dadurch sind beide auf gleicher Ebene, egal wie kindlich die Sexualität des Partners ist.

Der physische Teil, getrennt vom höheren Selbst, ist keine wahre Autorität

Ein Kind spürt: »Was sind denn das für Eltern. Die sind ja nicht wirklich erwachsen. Denen kann ich ja auf der Nase herumtanzen!« Es sieht nicht ein, dass es das tun soll, was die Eltern von ihm verlangen.

Dem physischen Teil des Menschen ergeht es ähnlich. Er kann das Kind im Partner nicht als göttlich ansehen. Er hat keinen Respekt und keine Achtung vor ihm. Der physische Teil bittet nicht um das, was der andere tun soll. Er verlangt. Oder er setzt voraus, dass das Kind erwachsen ist und schon selber weiß, was zu tun ist. Nur ist das leider nicht der Fall. Und dann hagelt es Kritiken für sein Unvermögen.

Der physische Teil, getrennt vom höheren Selbst, will für das Kind mitdenken, dem Kind-Partner Entscheidungen abnehmen, ihm sagen, was er zu tun und zu lassen hat. Im Bett hat die physische Autorität das Gefühl, ich bin die Mutter und er das Kind. Aber will ich mit einem Kind im Bett sein? Der Kind-Mann muss zwangsläufig versagen. Auch er will nicht mit seiner Mutter ins Bett.

Der Kind-Partner will sich irgendwann nicht mehr wie ein kleines Kind gängeln und kritisieren lassen. Er sagt, er kann keinen Respekt, keine Achtung und Liebe für jemanden empfinden, der ihn ständig belehrt und ihm sagt, was er zu tun hat. Oft sucht er vergeblich nach einer wahren Autorität, und weil er sie nicht findet, bleibt er lieber Single. Auf seinem Wegweiser steht: »Finde deine Autorität in dir selbst! Verbinde dich mit deinem göttlichen Ich!«

Die strenge Mutter sucht vergeblich nach einem physischen Mann, der mit seinem höheren Selbst verbunden ist. Doch der will frei sein. Der will sich keiner physischen Autorität fügen. Er folgt seiner eigenen göttlichen Autorität. Aber auch ein Mann, der nicht mit seinem höheren Selbst verbunden und Kind ist, das eine Autorität sucht, bleibt nicht bei einer Mutter, der Liebe, Achtung und Respekt vor ihm fehlt.

Eine solche Frau leidet, obwohl sie intelligent, attraktiv und beruflich erfolgreich ist. Leider ist sie eine erzieherische Mutter, die man(n) nicht will.

Der große Schmerz – das verlassene Kind

Der physische Teil Partnerschaft/Sexualität ist sowohl beim Mann wie auch bei der Frau oft nicht mit dem höheren Selbst verbunden. Dieser Teil ist das Kind, das Liebe braucht und sucht. Doch die Partnerschaft und Sexualität eines Kindes ist nicht das, was den anderen befriedigt, auch wenn vieles stimmig scheint. Das Kind wird immer wieder verlassen. Ihm sitzt die Angst, verlassen zu werden, schon in den Knochen. Es weiß nicht warum. Doch seine Angst ist so groß, dass es lieber selbst verlässt, sobald es erste Anzeichen von Disharmonie in einer Beziehung gibt.

Manchmal allerdings dauert es seine Zeit, bis es zur Trennung kommt. Bei Selina und Jim dauerte es zwanzig Jahre. Zwanzig Jahre und zweieinhalb Monate musste Jim sich anhören, wie er zu sein hat. Selina hielt ihn für einen göttlichen Mann, eine Illusion – natürlich. Denn immer wieder stellte sich heraus, dass er keineswegs göttlich war. Doch nach jeder Katastrophe versprach er, sich zu bessern. Und Selina glaubte ihm, bis zur nächsten Enttäuschung. Dabei wäre alles so einfach gewesen, wenn sie Jim so gesehen hätte, wie er ist. Er war kein schlechter Typ, nur nicht perfekt. Doch ohne den Glauben, dass er ein göttlicher Mann ist, konnte Selina nicht leben. Jim spürte das. Und schließlich reichte er die Scheidung ein. Imaginäre Überschrift: »So wie ich bin, bin ich für dich nicht richtig!«

Dabei hatte er immer gehofft, dass Selina ihn eines Tages so akzeptieren würde, wie er ist. Jetzt hofft er auf die nächste Frau und darauf, dass sie den von ihm getrennten physischen Teil annehmen kann. Angenommen und geliebt könnte das verlassene Kind in ihm endlich erwachsen werden. Doch es steht fünfzig zu fünfzig. Entweder erfüllt sich sein Wunsch und er ist glücklich. Oder er fällt in eine Depression, wird krank, verliert seine Arbeit, landet vielleicht sogar auf der Straße. Warum? Weil er die Trennung von Selina nicht verkraftet hat. Und weiterhin sitzt ihm die Angst in den Knochen, verlassen zu werden. Da kommt er seiner neuen Partnerin doch lieber zuvor. Und diesmal wird es keine zwanzig Jahre dauern.

Leben in Verbindung mit dem höheren Selbst

Dein höheres Selbst ist immer bei dir. Ja, bei dir! Denn ich würde jetzt gerne wieder »Du« zu dir sagen, weil das Kapitel viel Empathie bedarf. Dein höheres Selbst zwingt sich dir nicht auf, dich mit ihm zu verbinden. Dein freier Wille ist ihm Gesetz. Du hast die Freiheit zu sagen: »Ich als physischer Mensch mache alles ohne Verbindung zu meinem höheren Selbst.« Du hast die Führung. Dein höheres Selbst steht vor der Tür und wartet. Ich könnte auch sagen: »Du als physischer Mensch stehst dir selber im Weg!«

Wenn du dein höheres Selbst, dein göttliches Ich, deine Mitte, jedoch um eine Verbindung bittest, geschieht das in der Absicht, alles was du denkst, tust, redest, entscheidest, stets in Verbindung zu tun. Das bedeutet für dich als physischer Mensch, einen Schritt zurückzutreten und dich selbst nicht mehr so wichtig zu nehmen. Dein höheres Selbst sagt dir dann in heiklen Situationen: »Du kannst!«, selbst wenn du schon längst meinst, aufgeben zu müssen.

Auch dein angelerntes Wissen muss zurücktreten. In Verbindung bleibst du als physischer Mensch in vielem noch ein Kind, das dabei ist, sich zu entfalten und zu entwickeln. Doch in den Teilen deines physischen Körpers, die bereits erwachsen sind, fühlst du dich souverän und sicher.

Manchmal sind dein physischer Körper sowie dein höheres Selbst vollkommen eins. Dann wieder nebeneinander. Dein physischer Teil fühlt sich ängstlich wie ein Kind. Das muss dich nicht beunruhigen, denn es ist auch in Verbindung normal, sich manchmal wie ein physischer Mensch ängstlich und klein zu fühlen. Es ist nur wichtig zu wissen: »Ich bin nicht alleine. Ich habe meinen Erwachsenen bei mir.« Dieses Wissen um dein höheres Selbst gibt dir Kraft und Stärke.

Stell es dir vor, wie auf einer Bühne. Du bist eine Schauspielerin, von dir und deinen Leistungen überzeugt, und doch zitterst du vor jedem Auftritt, hast Lampenfieber. Jetzt erinnerst du dich an deinen Erwachsenen neben dir. Du trittst auf die Bühne. Das Publikum ist begeistert und applaudiert, weil es deine Hingabe spürt. Du bist eins mit deiner Rolle.

Gibt es Probleme in deinem Leben, so sage dir immer: »Auch wenn ich kein Licht am Horizont sehe und keine Hoffnung mehr habe, auch wenn ich mich am Boden zerstört fühle. Ich bin nicht allein. Mein göttliches Ich, mein Erwachsener, ist stets bei mir.« Es ist wichtig, in diesem Wissen und Vertrauen zu bleiben. Und auch zu wissen: »Mein göttliches Ich will nicht, dass es mir schlecht geht. Ich muss da jetzt nur durch.«

Die Verbindung mit der animalischen Kraft

In früheren Jahrhunderten wurde alles getan, um die animalische Kraft, diese ureigenste Vitalität des Menschen, zu unterdrücken. Es wurde gegen Strafe blinder Gehorsam verlangt: gegenüber dem Vater, der Mutter, dem Herrn Pfarrer und all den anderen Obrigkeiten. Jemand, der in der Hierarchie ganz oben stand, konnte sich mit Untergebenen fast alles erlauben. Das einfache Volk war gehemmt und verängstigt. Nur nicht aufbegehren. Nur nicht das wilde Tier tief in einem drin rauslassen. Es erduldete alles, nahm vieles hin. So lange, bis der Druck nicht mehr auszuhalten war. Dann kam die animalische Kraft ungezügelt hervor und endete in Mord, Revolutionen und Kriegen – und das bis in unser Jahrhundert hinein.

Dein höheres Selbst, dein Erwachsener, bringt deinen physischen Körper wieder mit dieser ursprünglichen animalischen Kraft in Verbindung. In Momenten, in denen du früher so etwas wie Ohnmacht empfandst und dich einer Situation völlig ausgeliefert fühltest, verspürst du nun eine große Kraft in dir. Doch keine Angst, sie wird nicht unkontrolliert sein. Doch du wirst dich stark genug fühlen, deinem Partner, deinem Vater, deiner Mutter, dem Herrn Pfarrer oder einer sonstigen Obrigkeit gegenüber selbstbewusst entgegenzutreten und zu verkünden: »Ich lass mich nicht länger schikanieren!« Und auch dein Fluchtimpuls wird wieder hergestellt. Ich hoffe nicht, dass du eines Tages in eine solche Situation kommen wirst. Doch wenn du tatsächlich einmal fliehen musst, dann wird dir deine animalische Kraft helfen, davonzulaufen und dich in Sicherheit zu bringen. Und für noch etwas ist diese wilde, ungebändigte Kraft gut. Sie steht dir für deine Sexualität zur Verfügung – für himmlisch geilen Sex.

Der Mann kann nix dafür – die Frau kann nix dafür

Der Mann, ein Kind, ist einfach nur liebesbedürftig. Er will der Frau nichts Böses. Er will ihr auch nicht wehtun. Für seine Sexualität kann er nichts. Sie ist einfach da. Er will nur lieb sein. Berühren und berührt werden. Ihren Busen anfassen, streicheln, küssen. Ihre Muschi anschauen, streicheln, küssen. Ein bisschen spielen. Er will nur, dass sie seinen Schwanz anfasst, streichelt, küsst. Er will seine Liebe zeigen und ihre Liebe spüren. Er will in ihr sein. Er versteht nicht, warum die Frau oft so zickig ist und sich gegen seine Zärtlichkeiten wehrt. Warum nur zwingt sie ihn, sie mit Gewalt zu nehmen – das fragt er sich.

Ich antworte ihm: »Hallo lieber Mann, deine Sexualität wurde einst von deinem göttlichen Ich getrennt. Dein nicht verbundener physischer Teil nimmt eins zu eins an, was in ihn programmiert wurde. Dieser Teil hat nicht die Fähigkeit, die Programmierung infrage zu stellen. Das läuft ab wie bei einem Computer. Du kannst nix dafür.«

Und auch die Frau kann nix dafür. Auch ihre Sexualität wurde einst von ihrem göttlichen Ich getrennt. Deshalb kann sie nicht die Liebesgöttin und Geliebte für den Mann sein, die er sich wünscht. Sie wurde zu einer Frau, die die sexuellen Bedürfnisse des Mannes nicht erträgt, und seine Berührungen und selbst sein Streicheln als Vergewaltigung empfindet.

Beim Mann verfestigte sich das Bild: »Die Frau muss erst gefügig gemacht werden, freiwillig tut sie's nicht.« Mir kommt hier ein Vers aus dem Erlkönig in den Sinn, der zwar nicht vom Kontext, doch von der Aussage her passt: *Ich liebe dich, mich reizt deine schöne Gestalt. Und bist du nicht willig, so brauch' ich Gewalt.*

Ein Leben lang kommt dem Mann meist nicht der erhellende Gedanke, dass alles nur durch die Trennung vom höheren Selbst herrührt. Erst wenn er nach seinem Tod den physischen Körper, die Hülle, ablegt, dämmert ihm der Irrtum. So manches Mal ist die Reue groß. Und er nimmt sich für den nächsten physischen Körper vor, sich dafür zu bestrafen. Entweder verzichtet er dann ganz auf Sexualität. Schlüpft in die Hülle eines weiblichen Körpers, um so das Gefühl einer *Vergewaltigung* zu erfahren. Oder er lebt seine Sexualität als Sexsklave aus, erleidet freiwillig Demütigungen und Schmerzen.

Er ist weder im vorherigen noch im nächsten Leben ein böser Mann gewesen. Er folgt nur einer falschen Führung.

Auch wenn ich mich wiederhole: Nur die Verbindung mit dem höheren Selbst kann sowohl den Mann als auch die Frau in eine freie Sexualität führen. Nur das göttliche Ich ist der Erwachsene, der Schutz vor dem eigenen und dem anderen Teil der Sexualität, der nicht mit dem höheren Selbst verbunden ist!

Der Mann von heute will die Frau glücklich machen. Er bemüht sich sehr darum, auch wenn es die Frau kaum zur Kenntnis nimmt. Doch es blockieren ihn noch immer die Programme der Vergangenheit. Er ist (noch) nicht frei, ein göttlicher Mann zu sein. Ein Liebesgott. Ein Geliebter. Er kann seine Sexualität (noch) nicht in vollem Umfang leben. Meist lebt er nur einen kleinen Ausschnitt des großen Ganzen und weiß es nicht einmal. Das Pornoheft und der Pornofilm dienen ihm nicht als Bereicherung seiner ganzheitlich gelebten Sexualität, sondern als Ersatz. Er bleibt Zuschauer in seinem Leben, zumindest so lange, bis seine Sexualität mit seinem höheren Selbst verbunden ist.

Auch die moderne Frau möchte einen Mann glücklich machen. Doch sie kann nur einen Partner annehmen und lieben, der mit seinem göttlichen Ich verbunden ist. Nur dann kann sie ihm eine Göttin der Liebe, eine Geliebte sein. Früher wurde sie gezwungen, sich zu fügen. Heute hat sie die Wahl. Sie kann wählen, ob sie weiterhin von ihrem höheren Selbst getrennt sein will, was bedeutet, weiterhin auf einen göttlichen Mann zu hoffen. Oder sie bittet ihr göttliches Ich, sie in ihrer Sexualität zu verbinden, um annehmen und lieben zu können, mit wem auch immer sie zusammen ist.

Der moderne Zwang für Sex in der Ehe

Der Mann hat es schon immer gewusst: »Freiwillig macht die Frau diesen gottlosen Sex nicht mit!« So wurde, nachdem es nicht mehr möglich war, eine Frau zu versklaven, die Pflicht zum Sex in der Ehe per Gesetz eingeführt. Hat beispielsweise die Frau sich verweigert, so durfte der Mann sie mit Gewalt nehmen. Sich zu verweigern war ein Scheidungsgrund und nicht selten wurde in anwaltlichen Protokollen akribisch aufgelistet, wann und wie oft sie »Nein« gesagt hatte. Erst ab 1997 wurde Vergewaltigung in der Ehe strafbar und konnte auf Antrag verfolgt werden. Und seit ca. Mitte 2004 kann sie sowohl in Deutschland als auch Österreich seitens der Sicherheitsbehörden als Offizialdelikt geahndet werden.

Ein Mann stellte die eheliche Vergewaltigung nicht infrage. Warum auch? Die Frau hätte sich ihm ja freiwillig für die Liebe hingeben können, so wie es ihre Bestimmung ist. Ein vom höheren Selbst getrennter Teil kann nur so und nicht anders fühlen und denken, das ist leider so.

Heute nun, da Sex in der Ehe nicht mehr erzwungen werden darf, verzichtet die Frau einfach darauf. Und der Mann muss wieder schauen, wo er bleibt. Sie kann sagen: »Gottloser Sex, nein danke!« In vielen anderen Kulturkreisen geht das nicht. Da werden Mädchen zwangsverheiratet und haben sich gefälligst den sexuellen Wünschen der Männer unterzuordnen. Doch wie wir wissen, fühlt sich für eine Frau Sex »ohne Verbindung zum höheren Selbst« ganz schrecklich an. Es kommt sogar vor, dass eine Frau den Freitod vorzieht, so unerträglich ist er für sie.

Doch auch wenn die Frau ihren physischen Körper, die Hülle, nach ihrem Tod abgelegt hat, ist ihr Teil »Sexualität« noch immer nicht mit ihrem höheren Selbst verbunden. Der nächste physische Körper bekommt die gleiche Aufgabe gestellt. Nur verbunden mit ihrem höheren Selbst ist sie in ihrer Mitte! Von dort hat sie Abstand zu ihrem physischen Körper und kann den Mann in seiner Sexualität annehmen, so wie er ist.

Ein Mann, der in seiner Sexualität angenommen wird, tut alles für seine Geliebte! Er verehrt sie. Er vergöttert sie. Er ist ihr von ganzem Herzen dankbar. Die Frau erkennt diese Wertschätzung, so wie er sie auszudrücken vermag, an und genießt sie – hoffentlich. Denn wirklich etwas geben kann er ihr nicht. Er ist und bleibt das Kind.

Sie wird nicht versuchen, den Mann auf einen göttlichen Weg zu bringen, doch da sie ihn so sein lässt, wie er ist, könnte es geschehen, dass er von sich aus den richtigen Weg findet. Das wäre schön. Schlecht hingegen wäre, wenn sie sich statt mit ihrem göttlichen Ich mit dunklen Mächten verbindet. Dann würde sie ihn ins Verderben führen, wäre nur eine scheinbare Geliebte. Immer mehr Frauen drehen den Spieß heute um. Sie benutzen die Männer für ihre Zwecke. Nur ein Mann, der mit seinem höheren Selbst verbunden ist, vermag den Unterschied zu erkennen und kann sich davor schützen.

Ein Mann, der sich an einem Kind vergeht

Sie kennen sicher den österreichischen Verhaltensforscher Konrad Lorenz und seine Experimente mit Graugänsen. In seinen Tierbeobachtungen fand er heraus, dass Gänse glauben, was sie in einer bestimmten Entwicklungszeit sehen. Sorgt zum Beispiel nicht die Mutter Graugans für ihre Kleinen, sondern ein Mensch, so wird der Mensch als Mutter angenommen. Es gibt hier die Geschichte vom Gänsekind Martina, das dem späteren Nobelpreisträger als seinen Gänsevater ansieht und ihm auf Schritt und Tritt folgt. Die kleine Gans erkennt den Irrtum nicht. Sie glaubt, dass es so sein muss und richtig ist.

Auch ein Mann, der Kinder sexuell anziehend findet oder sich im schlimmsten Fall an ihnen vergeht, hat einmal Ähnliches erlebt wie die kleine Graugans. Er wurde in seiner Sexualität geprägt und konditioniert. Er erkennt wie das Grauganskind den Irrtum nicht, ist in seiner Sexualität gefangen. Statt einer erwachsenen Frau nachzulaufen, watschelt er kleinen Mädchen hinterher.

Als fehlkonditioniertes Kind, das er ist, kann er sich nicht selber helfen. Niemand kann ihm helfen. Er kann sich nicht aussuchen, welche Programme unter Sexualität bei ihm gespeichert sind und unweigerlich starten, sobald die Taste »geil« gedrückt wird.

In dem Moment, wo er seine Sexualität lebt, identifiziert sich sein physischer Körper damit. Es ist kein Teil mehr vorhanden, der die Stopp-Taste drückt. Es muss das gespeicherte Programm ablaufen. Dem Mann gefällt das nicht wirklich. Doch er denkt sich: »Ich bin doch lieb. Ich streichele das Mädchen doch nur, mach es ihm fein.« Vielleicht bezahlt er Geld dafür oder beschenkt die Kleine. In dem Moment, wo er seine Sexualität auslebt, hat er nicht einmal das Gefühl, etwas Böses zu tun. Erst später, wenn das Programm zu Ende ist, meldet sich sein schlechtes Gewissen. Er könnte nun sein höheres Selbst bitten, ihn aus dem Gefängnis der falschen Konditionierung zu befreien, damit er die Sexualität leben kann, die wahr und richtig ist. Hoffentlich tut er das.

Tatsächlich kann weder ein Gesetz noch eine Strafe für den Täter das kleine Mädchen schützen. Das kann nur das höhere Selbst des Mannes, der seine Neigungen durch seinen physischen Körper lebt. Denn ohne Verbindung ist es ausgesperrt und machtlos. Oder das göttliche Ich des Kindes, das ohne Verbindung völlig schutzlos ist. Auch das höhere Selbst der Eltern kann die Kleine schützen, wenn diese im Vertrauen und auf Schutz des Kindes ausgerichtet sind.

Doch werfen wir noch einen Blick auf den Täter: Sind nur wenige Teile seines physischen Körpers mit dem höheren Selbst verbunden, dann kann er, selbst wenn er nicht »geil« ist, nichts Falsches an seinem Sexualverhalten finden. Sind jedoch zahlreiche Teile verbunden, dann erkennt er im »klaren« Zustand, dass mit seiner Sexualität etwas nicht stimmt. Dass es nicht in Ordnung ist, sich an kleinen Mädchen oder Jungen aufzugeilen oder sich gar an ihnen zu vergehen. Vielleicht hat er bereits einige Therapien ausprobiert, aber nicht gewagt, sein wahres Problem anzusprechen.

Wenn er bereits die Einsicht hat, kann er selbst etwas für sich tun. Zum Beispiel sein höheres Selbst bitten, ihn in seiner Sexualität zu verbinden. Er könnte dann in der Gewissheit leben, dass er von nun an sein höheres Selbst, sein göttliches Ich, seine Mitte, an seiner Seite hat. Einen Erwachsenen und eine Autorität, die ihn jeden Tag ein wenig mehr aus seiner sexuellen Gefangenschaft holt. Natürlich, so ein Prozess dauert lange. Doch seine feste Absicht, sein aufrichtiger Wunsch und sein Vertrauen in sein göttliches Ich helfen ihm dabei.

Tut er es nicht, bittet er sein höheres Selbst nicht um Hilfe, dann bekommt nach seinem Tod sein nächster physischer Körper die gleiche Aufgabe übertragen. Das Problem bleibt und ist durch den Tod keineswegs erledigt. Die Seele alleine entscheidet, in welchem Körper die Aussicht, sich mit dem höheren Selbst zu verbinden, größer ist. Im physischen Körper eines Täters oder im physischen Körper eines Opfers. Das eine ist nicht besser als das andere.

Sehnsüchte zugestehen

Regelmäßig werden wir durch die Medien mit Missbrauch, Vergewaltigung und Amoklauf konfrontiert. Das Internet stillt alle »Gelüste«, auch die, die ich als pervers bezeichne. Zum Beispiel den Missbrauch von Kindern, im schlimmsten Falle Babys. »Stell dir vor, das Internet ist voll davon und keiner schaut hin«, würde ich am liebsten sagen. Leider gibt es viel zu viele Menschen, insbesondere Männer, die sich diesen Mist ansehen und daran erregen, weil sie sonst nichts mehr erregt (hoch kriegen sie den Schwanz dann aber auch nicht, sie wichsen sich nur einen Schlappschwanz dazu). Wenn ich dafür eine Erklärung finden will, könnte ich sagen, dass sie auf der Suche nach gutem, ganzheitlichen Sex und durch die Ignoranz all ihrer verdrängten sexuellen Wünsche in eine obskure Sackgasse geraten sind.

Beim Amokläufer verhält es sich ähnlich. Er steckt in seiner Opferrolle fest, hinterfragt nicht, woher sein Hass auf *Gott und die Welt* kommt, verdrängt seine Wut. Die Wut ist aber immer da und wird zu einer ungeahnten Energie, die irgendwann nicht mehr zu kontrollieren ist und sich entlädt. Wir sprechen dann von fehlgeleiteter Wutenergie.

Beide, sowohl der Pädophile als auch der introvertierte (junge) Mann mit der Neigung zum Amokläufer, haben sich nie ihre wahren Sehnsüchte eingestanden. Sie sind nicht mit ihrem höheren Selbst verbunden. Sie sind keine Erwachsenen, die Verantwortung für sich und ihr Handeln übernehmen. Der Pädophile ist von seiner sexuellen Energie fehlgeleitet. Der Amokläufer von seiner Wutenergie, beides sind die Wurzeln für Chaos und Kriege.

Teil 5 – Treue und Untreue

Ehebruch findet im Geiste statt

»Was Gott verbunden hat, das soll der Mensch nicht trennen«, Sie erinnern sich vielleicht an diesen Satz des Pfarrers oder Pastors während Ihrer kirchlichen Hochzeit, falls Sie jemals in einer Kirche geheiratet haben. Der Originaltext lautet: »Was aber Gott verbunden hat, das darf der Mensch nicht trennen« (Matthäus 19,6). Das Scheidungsverbot als »Wille Gottes« bedeutete insbesondere für Frauen eine unanfechtbare Garantie auf die vermeintliche Treue des Ehemannes.

Doch früher wie heute gilt: Der physische Mensch, getrennt von seinem höheren Selbst, begeht Ehebruch – im Geiste.

Schauen Sie jetzt nicht so kritisch. Denn tatsächlich hält sich der Mensch oft nicht an das Eheversprechen: »Ich will dich lieben, achten und ehren, alle Tage meines Lebens.« Stattdessen kritisiert er den Partner, nörgelt an ihm herum, lässt ihn sein Gesicht verlieren, setzt ihn herab, sieht ihn nicht als göttlich an, sondern findet immer nur Fehler. Auch wenn eine Scheidung erst viele Jahre später erfolgt, die Trennung wurde oft vorher schon in Gedanken vollzogen. Der vom höheren Selbst getrennte Teil ist es, der sie eingeleitet hat. Warum? Weil er nicht lieben kann.

Nur der mit seinem höheren Selbst verbundene Mensch sieht den anderen als etwas »Unvergleichliches« an, bringt ihm Achtung, Respekt und Wertschätzung entgegen. Als Mann kniet er vor der Göttlichkeit der Frau nieder, bewundert ihre Schönheit und innere Größe. Als physischer Mensch lässt er sie sein, wie sie ist. Doch er fördert ihre Talente und unterstützt sie in ihren persönlichen Zielen. Das tut er gerne, denn er ist glücklich, wenn sie glücklich ist. So kann sie unter seiner Liebe wachsen.

Das gilt umgekehrt genauso: Die mit ihrem göttlichen Ich verbundene Frau bringt ihrem Lebenspartner oder Ehemann Achtung, Respekt und

Wertschätzung entgegen. Als physischer Mensch lässt sie ihn sein, wie er ist. Doch sie fördert seine Talente und unterstützt ihn in seinen persönlichen Zielen. Das tut sie gerne, denn sie ist glücklich, wenn er glücklich ist. Sie folgt ihrer wahren Bestimmung, dem höheren Selbst in sich und im anderen zu dienen.

Sex mit einem anderen

»*Wenn nur eine einzige Frau die Wahrheit über ihr Leben berichtete, würde die Welt auseinanderbrechen.*« Die Frau, die das sagte, muss ihre Geschlechtsgenossinnen gut gekannt haben. Denn, was geschähe, wenn all die heißen Fantasien und heimlichen Wünsche von Frauen in die Welt getragen würden? Ach was, Fantasien! Das, was Frauen leben, wenn sie dem Lebenspartner oder Ehemann untreu werden.

Es gibt viele Gründe, warum eine Frau mit einem anderen Mann eine Affäre beginnt: Sie ist zum Beispiel glücklich mit ihrem Lebenspartner. Er erfüllt all ihre Wünsche. Doch sie war niemals mit einem anderen zusammen und möchte wissen, wie das ist.

Oder sie liebt ihren Mann. Er küsst nicht gerne. Sie aber ist eine leidenschaftliche Küsserin. Über Jahrzehnte hat sie darauf verzichtet, jetzt will sie es einmal tun. Küssen, nichts als küssen …

Oder ihr Mann liebt es, wenn sie ihm einen bläst, käme aber nie auf die Idee, ihre Muschi zu lecken. Sie trifft einen, der nichts lieber tun würde, als das. Sie lässt es geschehen und genießt.

Oder ihr Mann interessiert sich nicht für eine schöne Sexualität, will nur jedes Mal Druck ablassen. Sie begegnet einem, der leidenschaftlich und sinnlich zugleich ist. Und sie denkt sich: »Den will ich jetzt!«

Oder ihr Mann schaut sie nicht mehr an. Nicht mit diesem Blick, in dem auch Bewunderung liegt. Nie macht er ihr Komplimente. Nie fällt ein freundliches Wort für sie. Er tut gerade so, als ob sie ein asexuelles Wesen sei. Ehrlich gesagt ist sie ziemlich ausgehungert – nach Liebe. Allerdings ist hier Vorsicht angesagt. Denn es besteht die Gefahr, dass sie auf den Erstbesten reinfällt, der sie mit Komplimenten vollschwafelt.

Oder sie spürt ihren Mann nur mechanisch. In ihr ist eine große Sehnsucht, Liebe zu erfahren. Sie will sich lebendig fühlen. Träumt von einem Mann, der wie eine Naturgewalt in ihr Leben einbricht, einem Mann mit Charisma. Vielleicht begegnet sie ihm, vielleicht auch nicht. Vielleicht flirtet sie stattdessen nur mit dem italienischen Kellner aus dem Restaurant, in dem sie so gerne isst.

Oder sie ist rundherum glücklich. Doch sie möchte einfach mal mit einem anderen Mann Sex haben, als i-Tüpfelchen ihres Lebens sozusagen.

Für einen Mann gibt es noch viel mehr Gründe, untreu zu werden. Meistens ist er glücklich und erfüllt von der Frau, die er liebt und mit der er zusammen ist. Doch hin und wieder muss er mit einer anderen Sex haben, auch wenn er weiß, dass er das Familienglück damit aufs Spiel setzt. Die Familie ist die Suppe. Die sexuelle Abwechslung das Salz. Eine Affäre wäre nicht nötig. Doch er empfindet sie als Bereicherung.

Oder seine Frau ist mit seiner Art der Erotik überfordert. Eine wahre Befriedigung muss er sich woanders holen.

Oder sein Programm ist auf junge Mädchen programmiert. Dann hört der Sex zu Hause bald auf, denn er muss sich wieder auf die Suche machen. Leider ist das junge Mädchen bald zu alt und es muss eine Neue her.

Oder bei ihm läuft das Programm: »Wenn ich zehn Mal mit einer Frau Sex hatte, ist es genug. Ich bekomme dann keine Erektion mehr, der Reiz ist verpufft und ich brauche eine neue.«

Oder seine Frau kritisiert seine Art der Sexualität, stellt ihn als Liebhaber und Mann infrage. Kein Wunder, dass er sich eine Freundin sucht, die ihn so nimmt, wie er ist.

Oder er fühlt sich ständig im Mangel, hat stets dieses hungrige Gefühl der Geilheit in sich. Noch glaubt er, dass ihn immer heftigere Reize befriedigen können. Doch da irrt er sich.

Oder er hat die Frau gefunden, die ihm all ihre Liebe gibt. Leider ist sie für ihn nur gut für den Sex. Zum Heiraten sucht er sich eine andere.

Eine Frau sollte sich keine Gedanken machen, ob ihr Lebenspartner oder Ehemann ihr treu ist oder nicht. Er ist so, wie er ist. Es kann sein, dass er treu ist. Es kann aber auch anders sein.

Ein Mann sollte sich ebenfalls davon frei machen, Angst zu haben, dass seine Lebensgefährtin oder Ehefrau jemandem begegnet, der »besser« sein könnte als er. Dem ist sie vielleicht schon zig Mal begegnet, trotzdem ist sie bei ihm geblieben. Jeder Grund, sich einem anderen Menschen sexuell hinzugeben, ist menschlich. Leider hat der Mensch oft für alles Mögliche, »Menschliche«, Verständnis, nur nicht dafür, dass die Frau oder der Mann untreu war. DANN IST ES AUS UND VORBEI. Der untreue Partner wird zum Kind degradiert. Wird vom strengen Erwachsenen kritisiert, beschimpft und zum Ehebrecher herabgewürdigt. Er kommt sich dann klein, armselig und im Unrecht vor. Wenn er jedoch in seiner Mitte ist, gesteht er sein menschliches Verhalten sowohl sich als auch dem anderen zu, der gekränkt reagiert. Er wird aber nicht zum Kind. Sein Erwachsener steht ihm bei. Er wollte ja nicht verletzen und doch hat er es getan. Das war nicht gut aber menschlich.

Wenn ein Mann seine Lebenspartnerin oder Frau betrügt, glaubt sie, dass vorher alles in Ordnung war. Doch das stimmt nicht. Schon vorher war der nicht mit ihrem höheren Selbst verbundene Teil eine Schwachstelle, eine Wunde. Der Mann hat mit seiner Untreue die Wunde nur aufgerissen. Jetzt ist die Frau im Ganzen infiziert. Fühlt sich wie ein Kind ohne Eltern, das verzweifelt versucht, sich halbwegs seine Würde zu bewahren, indem sie ihn beschimpft und ihm Vorhaltungen macht. Der Mann war der Boden unter ihren Füßen, von dem sie sich erhofft hatte, dass er ihr körperlich treu ist. Jetzt ist der Boden weggerutscht. Alles nur eine Illusion.

Ihr Schmerz will ihr sagen: »Ändere was! Lass den Boden unter deinen Füßen nicht den physischen Mann, sondern nur dein höheres Selbst sein! Nur dem kannst du vertrauen!«

Doch so schnell kann und will sie ihr Wunschdenken nicht aufgeben. Sie fühlt sich betrogen, belogen, hintergangen. Sie fühlt ihr Vertrauen missbraucht. Selbstvorwürfe und Selbstzweifel quälen sie. Sie hat ihre Würde, ihr Gesicht verloren. Sie kann nicht mehr wie eine selbstbewusste Erwachsene vor ihm stehen. So beschuldigt sie ihn weiter. Wenn sie den anderen lange genug beschimpft und sich selbst bemitleidet hat, versichert der Mann ihr schließlich, dass er nur sie und keine andere will. Sie schöpft Zuversicht. Der weggerutschte Boden unter ihren Füßen festigt sich wieder. Doch tragfähig ist er nicht. Sie beginnt, seinen Versprechungen zu glauben, hofft, dass er nie wieder mit einer anderen Frau Sex haben wird. Wenn sie nicht eine strenge Erwachsene ist, wird sie sagen: »Gut, diesmal verzeihe ich dir. Du musst nicht deine Sachen packen und verschwinden. Doch du musst mir hoch und heilig versprechen, nie wieder eine Affäre zu haben.«

Natürlich verspricht der Mann ihr das. Was soll er auch anderes tun? Er möchte sogar an sein Versprechen glauben. Die Enttäuschung jedoch ist vorprogrammiert. Es ist so, als würde ich zu einem Hündchen sagen: »Versprich mir, dass du unterwegs nie mehr an einem anderen Pipi schnüffeln wirst.« Das Hündchen kann ein solches Versprechen nicht halten. Jetzt kann die Frau natürlich sagen: »Was soll der Quatsch. Er ist doch kein Hund. Er ist ein Mann.« Aber das Geschlechtsteil des physischen Mannes ist immer ein Hündchen, und nur im Idealfall mit seinem höheren Selbst verbunden. Ein Hündchen, das sich ein liebevolles Frauchen wünscht, das es Hund sein lässt.

Eine Frau, die ein Versprechen der körperlichen Treue von einem Mann einfordert und auch noch daran glaubt, ist niemals in ihrer Mitte. Sie hat keine Verbindung zu ihrem höheren Selbst, ihrem göttlichen Ich. Sie stellt sich über den Mann, und jede ihrer Gesten sagt: »Ich bin die strenge Erwachsene. Ich weiß, was sich gehört und was nicht. Du jedenfalls hast dich danebenbenommen. Aber ich bin so gnädig und verzeihe dir noch mal.« Tief in ihrem Inneren ist sie keine Erwachsene, fühlt sie sich wie ein Kind, dessen Vertrauen erschüttert wurde. In ihr nagt die Angst, wieder verraten, belogen und betrogen zu werden. Ständig hat sie das Bild vor Augen: er mit einer anderen Frau! Und da ihr die Weisheit ihres höheren Selbst fehlt, wird sie ihm weiterhin misstrauisch begegnen und seine Beteuerungen hinterfragen. Sie wacht mit Argusaugen über ihn.

Und er? Vielleicht hat er ihr das Versprechen in bester Absicht gegeben. Vielleicht aber auch nur, um endlich Ruhe zu haben. In Zukunft wird er vorsichtiger sein. Doch die nächste Katastrophe kommt bestimmt.

Der nicht mit dem höheren Selbst verbundene Teil ist eine ständige Schwachstelle und wird in bestimmten Situationen immer wieder auf sich aufmerksam machen. Schließlich wünscht sich das höhere Selbst vom physischen Menschen, dass er Herausforderungen annimmt, um seiner wahren Bestimmung zu folgen: der Verbindung aller *Puzzleteile*, der Lösung des menschlichen Rätsels.

Deshalb tritt die prophezeite Katastrophe auch ein. Diesmal noch schmerzlicher als zuvor. Die Frau fällt noch tiefer, denn der Boden unter ihren Füßen bietet jetzt keinerlei Halt mehr. Sie kommt aus dem Loch nicht mehr heraus. Verschließt sich dem Mann. Sie kann seine Liebe, die immer noch da ist, nicht mehr spüren. Und ihre Liebe ist verschüttet. Eine Trennung scheint unausweichlich. Doch das wäre ein Ergebnis, das für alle Beteiligten nur von Nachteil ist. Der Mann sieht zwar ein, er hat gelogen und betrogen. Er hat alles vermasselt. Trotzdem liebt er seine Frau. Die Frau weiß, dass er noch immer ihre große Liebe ist. Was also tun?

Eigentlich müssten alle Beteiligten therapiert werden, einschließlich der Kinder, insbesondere dann, wenn es wirklich zu einer Trennung kommt. Eine Trennung, die keiner wirklich gewollt hat. Die Frau kann sich aus dem Loch, in das sie gefallen ist, nicht alleine rausholen und wieder für die Liebe öffnen. Das geht nur über das höhere Selbst, das sie bitten müsste, ihr beizustehen. Nur mit dem göttlichen Ich, dem Erwachsenen an ihrer Seite, kann sie den Schmerz verkraften und akzeptieren, was gewesen ist – ohne Trennung.

Das höhere Selbst lässt Menschen sein, wie sie sind. Es verurteilt nicht. Es sieht nur die Liebe. Der Mann musste die Erfahrungen machen, die er meinte, machen zu müssen. In Verbindung mit ihrem höheren Selbst würde die Frau die körperliche Treue nicht überbewerten, sondern vorrangig die Tatsache sehen, dass der Mann nur sie als seine Lebensgefährtin will. Sie und keine andere.

Und umgekehrt, fragen Sie jetzt vielleicht, wenn die Frau mit einem anderen Mann eine Affäre hatte. Ist das nicht noch schlimmer?

Ja, das ist noch schlimmer. Wenn einem Mann passiert, dass seine Frau etwas mit einem anderen hatte, dann verletzt es ihn noch viel mehr. Warum? Weil er die Frau als seinen Besitz ansieht. Wenn er könnte, würde er sie dafür bestrafen, wie in früheren Zeiten. Oder wie es in so manchen Ländern, in denen das islamische Recht, die Sharia gilt, noch heute der Fall ist: bei Ehebruch Steinigung! Tut mir leid, aber ich muss das hier so drastisch sagen.

Meist trennt er sich von ihr, wirft sie raus. So glaubt er, seine Würde wieder herzustellen: »Du hast mich betrogen. Du bist eine Ehebrecherin, ein vulgäres Weib, eine Schlampe. Du bist schuld, dass unsere Beziehung zerstört ist.«

Ja, sie ist in seinen Augen schuld, auch wenn sie ihre guten Gründe hatte. Auch wenn sie beteuert, dass die Affäre nur eine Erfahrung war, die sie machen musste. Sie will doch nur ihn. Aber der Mann bleibt hart. Er hat sein Gesicht verloren. Er kann nicht mehr mit ihr an seiner Seite leben. Wie steht er jetzt da? Aus seinem Gefängnis des »Besitzen wollen« kommt er nicht raus.

Der eigentliche Fehler nach der Untreue

Manchmal liegen Glück und Unglück nah beieinander. Stellen Sie sich vor, Sie sind seit vielen Jahren glücklich verheiratet, nur sexuell werden Ihre Wünsche nicht erfüllt, jedenfalls nicht so, wie Sie sich das wünschen. Eines Tages begegnen Sie auf einer Geschäftsreise einem Mann, dessen Worte, Lachen, Charme und Herzlichkeit so umwerfend sind, dass Sie mit ihm in seinem Hotelzimmer landen. Dort erleben Sie himmlisch geilen Sex, wie Sie ihn noch nicht kannten! Die Liebesenergie fließt und jede seiner Berührungen trifft Sie tief in Ihrem Innersten. Sie fühlen sich in einen anderen Bewusstseinszustand versetzt, in einen Taumel der Glückseligkeit. Sie spüren die Liebe. Und Sie denken, während er danach entspannt neben Ihnen liegt und Sie in seinen Armen hält: »Mit diesem Mann möchte ich leben!«

Doch Halt. Stopp. Sie haben eine heiße Nacht mit einem göttlichen Mann verbracht. Aber das bedeutet noch lange nicht, dass er als Partner zu Ihnen passt. Der physische Teil Ihres Körpers könnte das zunächst meinen. Schließlich hat der Mann Sie tief in Ihrer Seele berührt. Ihr Ehemann hat das noch nie geschafft.

Machen Sie jetzt nicht den Fehler, Mann, Hund, Katze, Heim … zu verlassen, um mit Ihrem Geliebten eine neue Partnerschaft einzugehen. Wenn Sie nicht füreinander bestimmt sind, wird die Flamme der Leidenschaft bald erlöschen. Für eine dauerhafte Beziehung ist diese Begegnung nicht gedacht. Denn wenn Sie Ihren Ehemann erst einmal verlassen haben, können Sie nicht mehr zurück. Er will Sie dann nicht mehr. Sie, eine »Ehebrecherin!«

Vielleicht aber ist Ihr Verstand hellwach und Sie verlassen Ihren Ehemann nicht. Natürlich nicht. Doch Sie können die himmlisch geile Nacht nicht vergessen. War der Sex mit Ihrem Ehemann zuvor schon nicht berauschend, so empfinden Sie ihn jetzt als unzumutbar für sich, völlig unmöglich. Sie werden unzufrieden, nörgeln an allem herum. Das wäre fatal. Doch leider hat der physische Teil diese beschränkte Sicht und kann nicht erkennen, was wirklich zählt.

Was wirklich zählt: Sie haben in dem Hotelzimmer für einige Stunden ein Geschenk des Himmels erfahren. Sie ahnen jetzt, wie sich göttliche Liebe anfühlt. Dieses Geschenk wird nicht jedem zuteil. Deshalb sollten Sie es annehmen und genießen. Immer dann, wenn Sie sich nicht gut fühlen, denken Sie an diese schöne Begegnung. Erinnern sich an das Gefühl der Liebe, die Sie emporgetragen hat in völlig andere Dimensionen. Sie erinnern sich gerne daran. Doch Sie wissen und spüren: »Mein Platz ist an der Seite meines Mannes!«

Wir können aber noch einige andere Möglichkeiten durchspielen: Der Mann, dem Sie während einer Geschäftsreise begegnet sind und mit dem Sie himmlisch geilen Sex hatten, ist richtig für Sie als Geliebter. Sie werden ihn häufiger treffen. Als Lebenspartner oder Ehemann jedoch taugt er nicht. Sie verschwenden also keinen Gedanken daran, Ihren Mann zu verlassen. Für das höhere Selbst gilt: »Worte zerstören, wo sie nicht hingehören.« Wenn Sie Ihren Ehemann nicht verlassen wollen, wem würde es etwas nutzen, darüber zu reden? Es sollte dem Schicksal überlassen bleiben, ob und wann er damit konfrontiert wird. Vielleicht zu einem Zeitpunkt, wo er besser damit umgehen kann, wenn überhaupt? Ansonsten würden Sie mit Ihrer »Vorstellung von Wahrheit« der göttlichen Fügung vorgreifen.

Es kann aber auch sein, dass Sie tatsächlich dem Menschen begegnet sind, der für Sie bestimmt ist! Wenn es so ist, und Sie besinnen sich auf Ihr höheres Selbst, Ihre Mitte, dann bekommen Sie den Mut und die Kraft, die Liebe und den Schutz, um mit diesem Mann eine Verbindung einzugehen und sich von Ihrem bisherigen Lebenspartner zu trennen. Dann war die Begegnung Schicksal und es soll so sein.

Warum ist Treue in der Ehe ein Versprechen und Untreue die größte Angst in einer Beziehung?

Sie

Nach durchschnittlichem Sex mit einem Ehemann – ein bisschen fummeln, rein, raus und dann liegt er zufrieden neben ihr und schläft – fragt sich fast jede Frau: »Und das war jetzt alles?« Sie schaut auf den schlafenden Mann an ihrer Seite und findet es seltsam, dass er damit zufrieden ist. Vielleicht aber ist der eheliche Sex gar nicht so durchschnittlich, doch für die Frau eine große Plage. Dann fragt sie sich, ob Sex nicht auch anders sein kann, leichter, spielerischer, einfach unverkrampft. Der Gedanke liegt nahe, einmal auszuprobieren, wie es mit einem *anderen* ist. Da ein Vergleich nicht so ohne Weiteres möglich ist, wird sie verschiedene »Frösche« küssen müssen, bis endlich ein Prinz dabei ist, mit dem sie himmlisch geilen Sex hat und die Liebe erfährt. Ein Mann, der sie wirklich glücklich macht.

Um dem vorzubeugen, gibt es das Versprechen der »ehelichen Treue«. Damit sie um Gottes willen nie auf die Idee kommt, wie *wahre* Sexualität sein kann. Ja, der Ehemann hat verdammt viel Angst, sie könnte ihn verlassen. Doch vielleicht will sie das gar nicht!

Vielleicht würde sie trotz der »himmlischen« Erfahrung freiwillig bei ihm bleiben. Warum? Weil sie ihn als Mensch und Lebenspartner schätzt. Weil er zu ihr passt. Weil er zu ihr gehört. Weil sie mit keinem anderen leben will. Sie liebt ihren Frosch, auch wenn er kein Prinz ist.

Er

Nach unterkühltem Sex mit einer Ehefrau fragt sich fast jeder Mann: »Und das war jetzt alles?« Sie berührt nicht seinen Schwanz, geschweige denn, dass sie seinen Penis lustvoll in den Mund nimmt. Sie tut gerade so, als ob sein *kleines Hündchen* das ekeligste Körperteil auf der Welt wäre. Sie lässt sich nicht lecken. Und wenn doch, liegt sie stocksteif da, gibt keinen Mucks von sich. Sie ist nicht erfreut, wenn er sie umarmt oder berührt. Ganz im Gegenteil: »Ach, lass mich in Ruhe. Ich habe keine Zeit: die Kinder, der Haushalt, das Büro …« Wenn er einen sexuellen Wunsch äußert, reagiert sie entsetzt, bezeichnet ihn als »perverses Schwein« und will sich für »so was« nicht hergeben. Der Gedanke liegt nahe, dass er sich das eine Zeit lang ansieht, sich dann aber auf die Suche nach himmlisch geilem Sex macht. Vielleicht gibt es dort draußen ja eine Frau, die ihm die Art von Liebe gibt, nach der er sich sehnt. Bei der er spüren kann: »Ich mag dich riechen, schmecken, anfassen. Du bist richtig so, wie du bist.«

Um dem vorzubeugen, gibt es das Versprechen der »ehelichen Treue«. Damit er um Gottes willen nie auf die Idee kommt, wie glücklich ihn eine Geliebte machen könnte. Ja, die Ehefrau hat verdammt viel Angst, er könnte sie und die Kinder verlassen.

Doch vielleicht will er das gar nicht!

Vielleicht würde er trotz der »geilen« Erfahrung freiwillig bei ihr bleiben. Warum? Weil sie noch immer die Frau ist, in die er sich einst verliebt hat, auch wenn sie keine »Geliebte« ist. Weil er sie als Mensch noch genauso wie früher schätzt. Weil sie zu ihm passt. Weil er mit keiner anderen leben will.

Verzeihen

Sind der Mann oder die Frau mit ihrem höheren Selbst verbunden, so ergibt sich eine Kommunikation zwischen dem physischen Teil, dem Kind, und dem höheren Selbst, dem Erwachsenen. Auch wenn es das verletzte Kind nach einer Affäre des Partners nicht wahrhaben will, aber es ist nicht alleine. Sein höheres Selbst, sein göttliches Ich, seine Mitte, der Erwachsene also, steht ihm mit Trost bei und schenkt ihm Heilung. Nach einer gewissen Zeit kann es wieder Liebe spüren, ist mit seinem höheren Selbst eins, fühlt sich gut und erwachsen. Es weiß, was der andere getan und gesagt hat, war nicht in Ordnung. Aber dass es sich so getroffen fühlt, hat seine Schwachstelle aufgezeigt, und um die wird es sich zukünftig kümmern.

Nehmen wir die Frau. Wenn sie mit ihrem höheren Selbst verbunden ist, aber das Kind in ihr gekränkt bleiben will und nicht verzeihen kann, sagt ihr das höhere Selbst: »Wenn du deinem Mann nicht verzeihst, ist das eine Blockade, die dich sowohl dem Leben als auch dem Himmel verschließt.« Tatsächlich kann das höhere Selbst sie mit seiner Liebe nicht erreichen. Die Frau bleibt in dem Kind, dem getrennten, verbitterten Teil gefangen.

Meist sieht das Kind die Mahnung jedoch ein. Schließlich geht es um seine Zukunft und der will es sich nicht verschließen. In Verbindung mit dem höheren Selbst bekommt es nicht die Macht, seinen Willen durchzusetzen. Die Frau selbst entscheidet, ob sie verbittert, gekränkt, beleidigt, verschlossen oder für die Liebe offen sein will.

Eine Frau, die ihre Mitte gefunden hat, kann verzeihen. Denn sie weiß, dass es nichts zu verzeihen gibt. Weiß, dass der Mann als physischer Mensch noch lange nicht all seine Teile mit seinem göttlichen Ich verbunden hat. Weiß, dass der Mensch nie vollkommen ist, sondern immer nur auf dem Weg zur Vollkommenheit. Und sie weiß, dass er erst durch unzählige Erfahrungen erkennen kann, was ihm guttut und was nicht. Was er will und was er nicht will.

Die göttliche Persönlichkeit des Menschen hat Verständnis. Sie kann verzeihen. Die physische Persönlichkeit des Menschen kann das nicht. Sie kennt nur den Schmerz. Sie kann nicht verzeihen, beim allerbesten Willen und mit den besten Absichten nicht. Auch über den Tod hinaus nicht.

Durch die Verbindung göttliche Persönlichkeit – physische Persönlichkeit wird das Bewusstsein der physischen Persönlichkeit Mensch erweitert. Sie bekommt mehr Verständnis für alles »Menschliche«. Auch für das eigene menschliche (Fehl-)Verhalten. Die Selbstvorwürfe hören auf: »Warum bin ich auf das und das reingefallen? Warum lasse ich mich immer wieder überreden? Warum bin ich so gutgläubig, blöd, vertrauensvoll? Warum verhalte ich mich meiner Familie gegenüber so streng?«

In Verbindung mit ihrem höheren Selbst kann die physische Persönlichkeit erkennen, was ihr letztendlich auf dem Weg, sich aus der Gefangenschaft »physischer Mensch« zu befreien, dient, um sich letztendlich in allen Teilen zu verbinden. Sie kann den anderen so sein lassen, wie er ist. Lässt ihn sein Leben leben und seine Geheimnisse haben. Nimmt vieles nicht persönlich und fühlt sich dadurch entspannt und weniger bedroht. Sie kann das Gute und Schöne des anderen erkennen und wertschätzen. Schaut nicht auf das, was nicht ihren Erwartungen entspricht. Stellt keine Forderungen an den anderen, die dieser niemals erfüllen kann, auch wenn es ihm möglich erscheint. Hat auch den Mut und die Kraft, sich zu trennen, falls sie erkennt und spürt, dass sie mit dem Partner nichts mehr verbindet.

Ohne Hilfe seines höheren Selbst hat die physische Persönlichkeit zwar die Absicht, den Willen und Wunsch zu verzeihen, aber es gelingt ihr nicht. Unterschwellig kocht und brodelt es. Die Ängste und Zweifel fressen sie fast auf. Der physische Körper ist ständig in Alarmbereitschaft, wartet in jedem Augenblick auf einen Beweis seiner inneren Zerrissenheit.

Der physische Mensch braucht sein höheres Selbst, um sich wieder mit dem Göttlichen, dem Zentrum, auf das alle Dinge zustreben, zu verbinden. Ein Gebet in seinem Schmerz könnte lauten: »Mein höheres Selbst, hilf mir zu verzeihen, sodass ich meine Liebe und die Liebe des anderen wieder spüren kann.« Sein göttliches Ich ist dann bei ihm und kann ihn auf dem Weg, bis der von ihm getrennte Teil verbunden ist, beistehen, heilen und führen.

Warum hat er mir das angetan?

Getrennt von seinem höheren Selbst, fehlt dem Menschen die Einsicht und das Einfühlungsvermögen, bestimmte Dinge nicht zu sagen oder zu tun. Er ist dann oft verletzend und gemein. Es steckt keine böse Absicht dahinter. Er glaubt, dass es wirklich nur um »diese eine, ganz bestimmte« Sache geht. Ihm fehlt der Blick auf das große Ganze.

Ein anderer Grund ist das fehlende Selbstbewusstsein. Statt sich seiner selbst bewusst zu sein, ist da eine gähnende Leere. Zum Ausgleich versucht er, den anderen klein zu halten. Wenn es dem Partner oder der Partnerin schlecht geht, fühlt er sich gleich besser. Umgekehrt ist es eine Katastrophe. Der andere fühlt sich gut. Oh mein Gott …

Oder es geht um Machtspiele. Der Lebensgefährte oder die Lebensgefährtin wird immer wieder unterschwellig gedemütigt, damit er oder sie ja in der Abhängigkeit bleibt. »Du bist nichts. Du kannst nichts. Du bekommst erst durch mich einen Wert.«

Oder der andere sagt klipp und klar, was er möchte und was nicht. Dadurch fühlt der Partner sich angegriffen und schießt unerwartet zurück.

Oft dient der Ehemann oder die Ehefrau zum Abladen schlechter Laune. Ist der Müll weg, geht es dem »Ablader« gleich besser. Doch jetzt erstickt der Partner fast an den vermeintlichen Intrigen, Unterstellungen, Pleiten und Pannen. Er fühlt sich tagelang schlecht. Und keine Möglichkeit, nun seinerseits den Unrat loszuwerden.

»Das wirst du doch aushalten können!«, lautet der Kommentar bei vorsichtigem Einspruch. »Schließlich ist alles wahr. Das ist mein Leben!«

Aushalten ja. Aber wie lange noch?

Ein Mann oder eine Frau, verbunden mit ihrem höheren Selbst, sehen in jedem Menschen ihr göttliches Ich. Sie würden niemals mit Worten oder Taten beleidigen oder den anderen in irgendeiner Weise herabsetzen. Sie können für sich Fehler erkennen, diese zugeben und sich entschuldigen. Auch dann, wenn es für sie kein Fehler war, den anderen jedoch gekränkt hat.

Der mit seinem höheren Selbst verbundene Mensch hat seine Mitte. Er entschuldigt sich nur dann, wenn es ihm angebracht erscheint. Der nicht verbundene Mensch dagegen neigt zu Extremen. Entweder entschuldigt er sich nicht, weil er Angst hat, sein Gesicht zu verlieren. Oder er entschuldigt sich unentwegt. Oft noch dafür, dass es ihn gibt.

Wahrheit oder Lüge?

Ist der physische Mensch mit seinem höheren Selbst verbunden, so hat er ein gesundes Gespür dafür, was er wann sagen kann, ohne den anderen zu verletzen. Die physische Persönlichkeit wird von ihrem göttlichen Ich geführt. Sie richtet sich nicht nach den allgemein gängigen Vorstellungen von Wahrheit und Lüge aufgrund einer beschränkten Sicht. Sie hat ihre ganz eigene innere Wahrheit, denn sie sieht das große Ganze. Wahr für sie ist, was in die innere Freiheit führt. Sie fordert vom anderen nur das, was seiner tatsächlichen Entwicklung entspricht. Die Wahrheit des verbundenen Menschen kommt von innen heraus und dient dem anderen in seinem Wohle. Ich könnte auch sagen, sie vertieft die Liebe zum Partner. Aber wie so vieles, ist auch das eine Entwicklung. Irrtümer und Erfahrungen sind notwendig, bis in dem Teil »Wahrheit und Lüge« die Verbindung zum höheren Selbst hergestellt ist.

Der von seinem höheren Selbst getrennte Mensch verkündet SEINE Wahrheit so, wie es eine verbundene Persönlichkeit niemals tun würde. Er spricht einfach aus, was er wahrnimmt und empfindet. Doch ohne eine göttliche Verbundenheit verfügt er nur über eine beschränkte Sicht. SEINE Wahrheit ist von Programmen, Konditionierungen und seiner ganz persönlichen Wahrnehmung des physischen Körpers geprägt. Seine Wahrheit gilt nur für ihn als wahr. Doch er sagt, was er denkt, fühlt und glaubt – und ist auch noch stolz darauf. Er wähnt sich als besonders geradlinig und offen. Er ist sich nicht bewusst und denkt auch nicht darüber nach, wie sehr er verletzt und Schaden in der Seele anderer anrichtet: mit SEINER Wahrheit! Es klingt schlimm, doch die Wahrheit des von seinem höheren Selbst getrennten Menschen ist tatsächlich eine Lüge. Warum? Weil sie nicht förderlich ist, sondern nur kränkt und beleidigt – und in einer partnerschaftlichen Beziehung zur Trennung führen kann.

Liegt auf den Augen des Mannes ein Schleier göttlicher Liebe, so sieht er seine Frau strahlend und schön. Er sieht sie voller Bewunderung an, nicht lüstern. Ob er SEINE Wahrheit ausspricht oder nicht. Die Frau spürt, was er empfindet und ist glücklich darüber.

Liegt auf seinen Augen KEIN Schleier göttlicher Liebe, so sieht er nicht die *wahre* Schönheit der Frau. Er sieht nur ihre Falten. Sieht, dass sie ein paar Pfund zu viel auf den Hüften trägt. Sieht ihren Busen, der nach mehreren Schwangerschaften hängt. Er, geradlinig und offen, wie er sich empfindet, sagt: »Du bist auch nicht mehr taufrisch. Ich glaube nicht, dass ich dir auf Dauer treu sein kann.«

Diese, seine Wahrheit, bringt gar nichts. Sie kränkt, beleidigt und zerstört die Beziehung.

»Warum ist er so direkt, muss das wirklich sein?«, fragen Sie sich jetzt vielleicht. Ich frage mich das auch. Doch ich ahne den Grund: Er ist so direkt, weil sich dahinter die bewusste oder unbewusste Absicht versteckt, sie mit negativen Äußerungen weiter an sich zu binden. Wenn die Frau selbst glaubt, dass sie Falten hat, zu dick ist und ihr Busen hängt, kurz, dass sie optisch reizlos geworden ist, dann entwickelt sich in ihr ein Gefühl von Dankbarkeit. Sie ist dem Manne dankbar, dass er sie trotz allem noch wert findet und bei ihr bleibt. Sie tut fast alles für ihn. Und ihm ist es recht.

Die offene Wunde

Wenn der Teil »Du gehörst mir. Du darfst nur mit mir Sex haben!« noch nicht mit dem höheren Selbst verbunden ist, so ist er eine offene Wunde. Die Seele des Menschen achtet selbst darauf, den richtigen Zeitpunkt für eine Verbindung zu finden. Es würde nichts bringen und wäre ganz und gar nicht förderlich für eine Beziehung, wenn zum Beispiel der Mann zu der Frau sagen würde: »Du, ich hab mit einer anderen Sex gehabt. Richtig guten Sex. Du hast dich ja immer dagegen gesperrt.« Das mag seiner Meinung nach stimmen. Aber was soll diese Wahrheit?

Ganz sicher wird die Frau sich ihm nach diesem Geständnis nicht für guten Sex öffnen. Jetzt ist sie erst recht blockiert.

Die Steigerung wäre, wenn der Mann zu seiner Wahrheit noch eine Lüge draufsetzen würde: »Du Schatzi, mach dir keine Sorgen. Das war nur Sex. Es hat mir nichts bedeutet. Du weißt ja, ich liebe nur dich!« Die Wahrheit jedoch ist, dass er sich ganz und gar für die Liebe geöffnet hat. Er hat Liebe gegeben und empfangen. Er hat himmlisch geilen Sex erlebt, wie es mit seiner Frau nicht möglich war.

Ein bewusster Mensch legt nicht so einfach SEINE Wahrheit in die Wunde. In eine Wunde, die niemandem nützt und nur Schaden anrichtet. Er hat ein Gespür dafür, wo der andere steht, was er aushalten kann und was nicht. Nur dessen Seele ist für den Entwicklungsprozess verantwortlich – nicht er. Greift er nämlich vor und meint, die Frau würde das schon schaffen und wäre stark genug, die Wahrheit auszuhalten, so stimmt das nicht. Es stimmt nicht, weil es keine Wahrheit ist. Es ist nur SEINE Vorstellung von Wahrheit.

Die Lüge

Was jedem Mann und jeder Frau zu schaffen macht, ist die Lüge. Wenn beispielsweise die Frau im Nachhinein erfährt, dass er parallel zu ihr mit einer anderen Frau Sex hatte, er aber immer nur von Überstunden in der Firma erzählte. Nach vielen Tränen, Vorwürfen und Selbstzweifeln glaubt sie, dass der Sex mit der anderen für sie vielleicht noch zu verkraften ist, aber nicht die Lüge. Die Lüge trifft sie viel mehr.

Doch solange sie Sex mit einer anderen als Betrug und Verrat wertet, wird sie damit rechnen müssen, belogen zu werden. Sie wird nie offen für die wahre Liebe sein. Entweder trennt sie sich, verlangt die Scheidung, oder sie verschließt sich ihm. Ihr Sex ist dann nur noch mechanisch.

Dabei ist die eigentliche Lüge der Besitzanspruch an den Partner: »Nur mit mir darfst du Sex haben!« Es ist nicht nur eine Lüge. Es ist eine Illusion. Etwas, was nicht der göttlichen Wahrheit entspricht. Er ist nicht ihr Besitz. Sie ist nicht sein Besitz. Er hat ein Recht auf sein eigenes Leben, muss ihr nicht alles sagen. Und sie ihm auch nicht.

Bleiben wir bei dem Beispiel: Er hatte Sex mit einer anderen Frau. Vielleicht ist die Lebensgefährtin oder Ehefrau wirklich so offen, dass es ihr nichts ausmachen würde, von der Affäre zu wissen. Aber nicht immer ist der Partner so offen, es ihr sagen zu können oder zu wollen. Auch das gehört respektiert. Er kann es sagen. Aber er muss es nicht. Er ist frei in seiner Entscheidung.

So gesehen ist es auch kein Betrug oder Verrat, wenn er mit einer anderen Frau Sex hat. Aber nur in Verbindung mit dem höheren Selbst wird es so gesehen und empfunden. Die physische Persönlichkeit, getrennt vom höheren Selbst kann das nicht. Sie fordert vom Partner immer eine Wahrheit, die sie nicht aushalten kann. Diese Vorstellung von Wahrheit ist zum Scheitern verurteilt, ganz einfach, weil sie keine Wahrheit ist.

Sex mit einer anderen Person als dem Partner ist eine ganz persönliche Angelegenheit. Etwas, das nur dem Einzelnen gehören sollte. Sein ganz persönliches Geheimnis, das sein Leben bereichert, ohne dem anderen etwas wegzunehmen. Sich zu versprechen: »Wir werden uns immer alles sagen. Immer nur die Wahrheit, keine Lügen«, ist ein zweischneidiges Schwert. Wo liegt die Wahrheit? Wo beginnt die Lüge? Es kann beim besten Willen nicht alles gesagt werden, und wenn es doch versucht wird, bleiben oft nur Schuldgefühle zurück. Insbesondere dann, wenn zum Beispiel der Mann unter einer Sex-Sucht leidet. Er kann nur mit immer neuen Frauen. Er kann nur mit ganz jungen. Jedenfalls muss Abwechslung sein, sonst geht es bei ihm nicht. Die Lebenspartnerin oder Ehefrau kann ihm das Problem nicht abnehmen. Er muss da selber durch und tun, was er tun muss – aus einem inneren Zwang heraus. Er ist kein wirklicher Lügner, wenn er seine zahlreichen Affären verschweigt. Erzählt, dass er alleine angeln war, obwohl er vielleicht ein Freudenhaus besucht hat. Sie muss nicht alles wissen. Es würde sie nur unnötig belasten, sie kann ihm ja nicht helfen, außer ihm eine Therapie empfehlen. Aber die hat er vielleicht schon gemacht, ohne Erfolg.

Die Geschichte vom traurigen Timm

Timm war das, was man einen »braven Ehemann« nennt: zehn Jahre glücklich verheiratet, zwei Kinder, keine Affären. Es muss während einer Thailandreise passiert sein, wo er mit sogenannten Kathoeys in Verbindung kam: Transfrauen, also Mann-zu-Frau-Transgendern, auch Transsexuelle genannt.

Transsexuelle sehen sich meist als Frauen in Männerkörpern und wollen nichts sehnlicher, als dem Körper ein identisches Geschlecht anzupassen. Weil es für sie schwierig ist, eine Beschäftigung zu finden, arbeiten viele im Rotlichtmilieu. So mancher Mann träumt von Busen, Glied und Hoden beim Sex. Und auch Timm war davon infiziert. Er spürte ganz tief in sich, diese Erfahrung machen zu müssen. Aus dem Urlaub zurück fand er in der nächstgelegenen Großstadt ein Bordell, das Sex mit Transen anbot. Auf den Fotos im Internet waren glatt rasierte Körper mit männlichen Geschlechtsteilen und herrlichen Brüsten zu sehen. Alles wirkte auf ihn ästhetisch, faszinierend und natürlich auch geil. Und dass bei den Brüsten operativ nachgeholfen worden war, störte ihn nicht.

Timm nahm sich einen Tag vor, wo er zu den Transen fahren wollte. Da er keine Heimlichkeiten vor seiner Frau hatte und sie nicht belügen wollte, erzählte er ihr von seinem geheimen Wunsch. Davon, in das Bordell zu fahren, um einmal diese Art der Sexualität zu erleben.

Nach seiner Offenbarung herrschte ein langes Schweigen. Timms Frau war besonnen, sie neigte nicht zu unkontrollierten Gefühlsausbrüchen. Trotzdem fürchtete er sich vor ihrer Reaktion, schließlich ging es um ein brisantes Thema. Er nahm vorsichtig ihre Hand. Sie entzog sie ihm. Dann schaute sie ihn eindringlich an: »Wenn du zu den Transen fährst, will ich die Scheidung. Entweder die oder ich!«

Diese Aussage traf ihn wie einen Schlag. Er hatte mit einer Diskussion gerechnet, Erklärungen, die er würde abgeben müssen, doch nicht mit einem Ultimatum.

Ich muss nicht lange drum herum reden. Natürlich fuhr Timm nicht. Doch damit war keineswegs der ruhige Fluss der Beziehung wieder hergestellt. Ganz im Gegenteil. Alleine der Wunsch ihres Mannes nach Sex mit einer anderen Person, diese Vorstellung machte Timms Frau fix und fertig. Ab diesem Moment konnte sie ihn nicht mehr körperlich lieben. Sie kam sich ungenügend vor und verschloss sich jeder Form der Liebe. Schließlich verließ sie ihn mit den Kindern.

Seitdem ist Timm ein trauriger Mann. Er bereut noch heute, dass er seiner Frau damals die Wahrheit gesagt hat. Eine Wahrheit, die sie nicht aushalten konnte. Sein Bekenntnis hat ihre Wunde getroffen, den Teil von ihr, der glaubt: »Du bist mein Besitz! Du darfst nur mit mir Sex haben!« Er bereut aber auch seine Fixierung auf die Wahrheit. Die Wahrheit war ihm so wichtig, dass er zehn glückliche Ehejahre dafür riskierte. Heute würde er vielleicht denken: »Wenn ich es ihr sage, wird sie mein Wunsch sehr betrübt machen. Sag ihr nichts von den Transen. Du nimmst ihr nichts weg, wenn du ein- oder zweimal im Jahr in die nächstgelegene Großstadt fährst, um dort zu erleben, was du erleben möchtest. Dein Wunsch ist ein Teil von dir. Er will gelebt werden!«

Der Konflikt mit der Wahrheit

Es führt zu Konflikten in einer Partnerschaft, wenn der Mann oder die Frau glaubt, Besitz des anderen zu sein. Sich in die Pflicht genommen zu fühlen, alles sagen zu müssen, weil es in einem Gelöbnis versprochen wurde oder weil es so erwartet wird, macht unfrei. Derjenige fühlt sich kontrolliert, misstrauisch beobachtet und eingeengt. Sobald er irgendetwas tut, wovon er glaubt, dass es nicht im Sinne der Gemeinschaft ist, bekommt er ein schlechtes Gewissen. Ihm ist unwohl, er wird unsicher. Das spürt der andere. Es macht ihn rasend, macht ihn verrückt, bringt ihn auf die Palme. Er merkt, da ist etwas. Er unterstellt Lügen und macht dem Partner ein schlechtes Gewissen.

Meistens wäre es tatsächlich ganz harmlos zu sagen: »Ich mache jetzt dies oder das!« Der Partner hätte in der Regel kein Problem damit. Und in jedem Fall wäre es besser, als zu lügen. Doch er selbst ist sich im Weg. Das, was er sagt, steht nicht in Einklang zu seinem Verhalten.

Nur der vom höheren Selbst getrennte physische Körper glaubt, er wäre der Besitz des anderen. Er müsse alles sagen, dürfe keine Geheimnisse haben, habe kein Recht, sein Leben zu leben. Das ist keine Wahrheit, aber der physische Körper glaubt das. Die Realität des Lebens jedoch ist, dass man nicht alles sagen kann. Auch deshalb nicht, weil derjenige es oft selbst als »falsch« bewertet. Er kann aber nicht hingehen und sagen: »Du, ich mache jetzt was Falsches. Ich mach einen Fehler. Etwas, was ich eigentlich nicht tun darf!« Er würde sein Gesicht verlieren und ein Drama heraufbeschwören.

Solange er selber glaubt, es ist falsch, es ist ein Fehler, ich darf das und das nicht tun, weil ich Besitz des Partners bin, ruft der vom höheren Selbst getrennte Teil Konflikte hervor. Der Konflikt ist ein Wegweiser und auf dem steht: »Stimmt so nicht! Keine Wahrheit!« Ich ergänze und sage: »Ändere dich. Verbinde dich mit deinem höheren Selbst, dann weißt du, dass du als Mensch das Recht hast, dein Leben zu leben. Weißt, dass es keinen Grund gibt, ein schlechtes Gewissen zu haben und sich mit Schuldgefühlen zu belasten. Du kannst dem anderen sagen, was du in Betracht ziehst, ihm sagen zu wollen. Du musst aber nicht.«

Wer nach dieser Erkenntnis lebt, fühlt sich selbstbewusst bei allem, was er tut. Weg mit dem schlechten Gewissen und mit den Schuldgefühlen! Der Partner fühlt sich bei ihm sicher. Beide leben eine gleichberechtigte Partnerschaft.

Meine Erfahrung mit »Wahrheit und Lüge«

Während eines einwöchigen Seminars in einer Akademie am Wörthersee war Friedrich meine Seminarliebe. Kurz darauf begann ich eine Ausbildung in Wien, die einmal im Monat am Wochenende stattfand. Dort war René meine Seminarliebe. Beide Männer waren verheiratet, was so viel hieß, wie: »Du hast keinen Anspruch auf mich!« Mir war es recht, denn mir war meine Freiheit wichtig. Ich wollte nach zwanzig Jahren Ehe und Treue keine feste Bindung eingehen. Als Friedrich dann den zweiten Teil des Seminars besuchen wollte, den ich schon absolviert hatte, vereinbarten wir, dass ich trotzdem an den Wörthersee reisen würde, um ein gemeinsames Wochenende zu verbringen. Der Termin überschnitt sich mit meiner Ausbildung in Wien. Und ich dachte: »Ich muss René sagen, dass ich nicht komme.« Doch leider dachte ich nicht nur das, sondern auch: »Du musst ihm sagen, dass du das Wochenende mit einem anderen Mann verbringst.« Ich kam nicht auf die Idee, dass ihm das was ausmachen könnte. Er war meine Seminarliebe und verheiratet.

Noch während des Telefonates begann er zu weinen. Er flehte mich geradezu an, den anderen nicht zu treffen. Das war eine blöde Situation, denn ich wollte die Verabredung mit Friedrich keinesfalls rückgängig mache, freute mich auf ihn. Und er freute sich auf mich.

Nein, ich erfüllte Renés Bitte nicht, verbrachte ein herrliches Wochenende mit Friedrich. Ich genoss es, gemeinsam mit ihm in seinem Sportwagen durch das Gebirge zu fahren, wir gingen Essen, hatten himmlisch geilen Sex. Und zum Zeichen seiner Zuneigung ließ er mir bei einem Juwelier ein Schmuckstück anfertigen, das mich stets an ihn erinnern sollte.

Dann stand wieder ein Seminar-Wochenende in Wien an. Jetzt war es René, auf den ich mich freute. Ich liebte es, mit ihm im milden Herbstlicht durch die Natur zu spazieren, Laub in die Hand zu nehmen und die verfärbten Blätter zu bestaunen. Hin und wieder stehen zu bleiben und mich innig von ihm küssen zu lassen. Das war schön, denn wir waren beide nicht mehr jung.

Beim gemeinsamen Abendessen, der Spaziergang war diesmal ausgefallen, war René noch immer zerknirscht. Was ich ihm nur angetan hätte mit diesem anderen Mann. Er las mir ein selbst verfasstes Gedicht vor, dass mir seine tiefe Traurigkeit zeigen sollte: »Wenn du wüsstest, was Liebe ist …« Seiner Meinung nach wusste ich es nicht. Aber wusste er es, oder sprach er in seinem Gedicht von einer *falschen, besitzergreifenden* Liebe?

Unsere Begegnungen waren immer aufrichtig und schön gewesen. Die Liebe war zwischen uns geflossen, war stets spürbar. Er beherrschte die Praktiken der Liebe wie ein Liebesgott. Nun hatte René den Hahn zugedreht. Von ihm floss keine Liebe mehr zu mir. Nur Traurigkeit und Enttäuschung. Und meine Liebe spürte er nicht, weil er innerlich zugemacht hatte. Es war schade um den schönen Abend. Schade um die gute Zeit, die für uns sowohl Seminar als auch Urlaub war.

Auch später, beim Sex, kam keine Liebe von ihm. Alles war mechanisch. Da nutzte es auch nichts, dass wir beide zu einem Orgasmus kamen. Ich jedenfalls fühlte mich leer.

Auch die nächsten Treffen verliefen ähnlich. Er konnte nicht mehr glücklich und unbeschwert mit mir sein. Nicht nur sein Gesicht, seine ganze Gestalt wirkte traurig und enttäuscht. Und dann seine blöden Bemerkungen. Ja, blöd. Ich kann es nicht anders sagen. Er habe kein Vertrauen mehr in mich. Und was ich womöglich sonst noch so alles treiben würde. Vergessen war seine Aufrichtigkeit mir gegenüber, dass er während seiner Ehe immer schon Freundinnen hatte, und dass seine Frau aufgeschlossen und großzügig sei.

Plötzlich änderte sich mein Blick auf ihn. War er zuvor für mich eine göttliche Erscheinung gewesen: groß, schlank, athletisch, ein eher orientalischer Typ mit offener Ausstrahlung, so wirkte er nun verloren. Ja, er erschien mir sogar lächerlich. Sein weinerliches Getue war kaum auszuhalten.

Die Treffen wurden zu einer Plage und ich beendete die Beziehung. Leider konnte René nicht damit umgehen und brach seine Ausbildung ab. Es war ihm nicht möglich, mich zu sehen, aber nicht mehr mit mir zusammen zu sein. Er reagierte wie ein verletztes, beleidigtes Kind ohne einen Erwachsenen an seiner Seite. Der hätte ihm vielleicht gesagt, dass meine Liebe nicht nur von meinem physischen Herzen kam, sondern auch von meinem höheren Selbst. Sie floss sowohl zu Friedrich als auch zu ihm. Beide spürten meine Liebe, wenn wir zusammen waren – und ich die ihre. Was für ein Unsinn, dass durch Sex mit einem anderen diese Liebe zerstört oder demjenigen etwas weggenommen würde.

Heute, nach vielen Jahren Erfahrung, würde ich René gegenüber nicht mehr so offen sein. Weder ihm noch unserer Beziehung war mit der absoluten Wahrheit gedient. Weil ich nur mir gegenüber Rechenschaft schuldig bin, wäre es genug gewesen zu sagen: »Ich komme nicht zum nächsten Seminar. Ich habe etwas anderes vor!« Erst wenn er gebohrt und unbedingt hätte wissen wollen, WAS ich denn vorhätte, hätte ich ihm mehr erzählen können. Oder auch nicht.

René war nicht mit seinem höheren Selbst verbunden. Sein Teil war eine offene Wunde. Doch auch wenn sie das nicht gewesen wäre … Es tut dem anderen nicht gut, alles zu wissen. Der Gedanke, da gibt es einen anderen, und mit dem hat sie (womöglich) Sex, macht ihn nicht gerade glücklich. Sex mit einem anderen ist eine persönliche Angelegenheit und sollte es bleiben.

Was meinen Sie?

Ein spirituelles Seminar und meine Eifersucht

Es war einmal, da lebte ich in einer langjährigen Beziehung. Mein Lebensgefährte war mir treu, erfüllte jedoch nicht meine Bedürfnisse nach Nähe, Wärme und spürbarer Liebe. Damals ging ich mit seiner Treue nicht pfleglich um, glaubte sogar, dass sie mir nichts bedeutet. Oft dachte ich, dass dieser grundanständige, pflichtbewusste und in fast allem perfekte Mann mir lieber wäre, wenn er mit anderen Frauen schliefe, ich dafür aber seine innere Nähe, Wärme und Liebe spüren würde.

Zu jener Zeit trug ich einen Talisman bei mir, ein silbernes Herz, so groß wie ein Zehncentstück. In der einen Hälfte des Herzens war eine Frau, in der anderen Hälfte ein Mann abgebildet. Dieser Mann war mein »innerer Mann«. Er gab mir die Nähe, Wärme und spürbare Liebe, die ich in meiner Beziehung vermisste. Und immer, wenn ich mich innerlich leer fühlte, nahm ich das Herz in die Hand und schaute es an.

Dann war ich auf einem spirituellen Seminar, gemeinsam mit zwanzig Teilnehmern, die meisten davon Frauen. Eine Übung war, dass jeder von uns etwas hergeben musste, an dem er hing. Puh, das war nicht einfach für mich. Was sollte ich hergeben? Schweren Herzens entschied ich mich für das Herz mit meinem »inneren Mann«. Ich holte ihn aus meiner Handtasche. Nun wanderten die verschiedenen Gegenstände von einem zum anderen. Mein Herz gefiel besonders den Frauen. Sie nahmen es zwischen ihre Hände, hielten es einen Moment, bewunderten den Mann, herzten und drückten ihn, bevor sie ihn weitergaben. Es war nicht angenehm für mich, das zu sehen, und ich spürte ein wenig Bitternis in mir aufsteigen. Nun war mein Herz bei Daniela, einer bildhübschen Lyrikerin. Sie mochte sich gar nicht mehr davon trennen, behielt es ungewöhnlich lang in der Hand. Wie eine verliebte junge Frau ging sie mit dem Herzen um, so als wäre der abgebildete Mann ihr Herzallerliebster. Ich mochte schon nicht mehr hinschauen. Was machte sie mit *meinem* Mann? Schließlich gab sie das Herz weiter, doch es fiel ihr sichtlich schwer. Als es wieder bei mir war, überlegte ich, ob ich es noch einmal in die Runde geben sollte. Ich tat es, natürlich, doch ich fühlte mich nicht wohl dabei, denn jetzt durfte jeder Teilnehmer einen Gegenstand behalten, nur nicht seinen eigenen. Argwöhnisch beobachtete ich, wie das Herz von Hand zu Hand ging, bis es schließlich erneut zu Daniela kam. Sie strahlte übers ganze Gesicht, als sie es in Händen hielt, freute sich über das Herz, das sie bereits lieb gewonnen hatte. Nahm es, als wäre es die Erfüllung all ihrer Träume. Wäre ich nicht bei Verstand gewesen, wäre ich empört aufgestanden und hätte ihr das Herz entrissen. Sie behielt es. Seltsam nur, dass ich mich für einen Gegenstand von ihr entschied. Einen Gedichtband mit Liebesversen.

Dann war Pause. Vor dieser spirituellen Übung hatte ich während der Pausen immer mit Daniela geredet, mich mit ihr ausgetauscht. Jetzt war ich sauer auf sie. Wie konnte sie meinen »inneren Mann« behalten? Sagen Sie jetzt nichts. Ich weiß, dass das blöd klingt. Aber dieses Gefühl war einfach da. Ich konnte nichts dagegen tun.

Nach der Pause, wir saßen wieder in einer Runde, sollte jeder den Gegenstand, den er behalten hatte, an den Besitzer zurückgeben. Ich atmete auf. Daniela schien wie versteinert. Zurückgeben? Ein letztes Mal herzte und drückte sie das Herz, schaute es verzückt an, herzte es noch einmal. Dann gab sie es mir zwar mit einem Lächeln, doch zögerlich zurück.

Ich freute mich nicht, als ich meinen »inneren Mann« wieder in Händen hielt. Er war nicht mehr der, den ich liebte. Er hatte sich verändert. War durch viele Hände gegangen. War besonders von Daniela verhätschelt worden. Er gehörte mir nicht mehr alleine. Was sollte ich noch mit ihm? Ehrlich gesagt widerte er mich an. Das Herz gründlich zu säubern, hätte das Problem auch nicht gelöst. Mein Problem lag tiefer.

Am nächsten Tag wurde die Übung fortgesetzt. In einer Meditation führte uns die Lehrerin auf eine Reise, die an einer Brücke enden sollte. Bis dorthin sollten wir uns mit dem Gegenstand, der uns wichtig war und viel bedeutete, verbinden. Sozusagen eins werden. Um dann mit ihm gemeinsam über die Brücke zu gehen. In der Meditation sah ich nicht mehr das Herz, sondern ausschließlich den Mann. Er war lebendig. Ich lief los. Lief alleine über Felder und Wiesen, durch einen Wald, an einem Bach entlang. Ich lief vorneweg und der Mann kam hinterher. Immer wieder bat er, an meiner Seite gehen zu dürfen, doch ich lehnte jedes Mal ab. Mit ihm an meiner Seite? Nee, das kam nicht infrage! Ich schaute ihn nicht einmal an, ignorierte ihn. Sollte er doch bei den anderen Frauen bleiben, die ihn geherzt, gedrückt und bewundert hatten. Ich fühlte mich betrogen.

»Bitte verzeih!«, hörte ich seine Stimme hinter mir. »Verzeih mir doch. Ich will den Weg doch nur mit dir gehen!« Ich reagierte nicht, lief weiter. Bald sah ich in der Ferne die Brücke. Ich wollte aber nicht einfach darüberlaufen, auch weil sie leicht gewölbt und dadurch schwerer zu begehen war. So setzte ich mich davor ans Wasser, dachte nach. »Was ist eigentlich passiert?«, fragte ich mich. »Warum will ich den Mann nicht mehr?« Der Mann, tieftraurig, hockte sich unweit von mir ins Gras und verstand nicht, was mit mir los war. Was hatte er eigentlich Schlimmes getan? Was genau warf ich ihm vor?

Ja, was eigentlich? Gerade wollte ich zu einer Antwort ansetzen, da stoppte ich mich gerade noch. Klang es nicht verdammt lächerlich, wenn ich sagen würde: »Ich werfe dir vor, dass du dich von fremden Frauen hast anhimmeln lassen. Dass du es genossen hast, von ihnen gehalten, geherzt, gedrückt und geküsst zu werden.« Ich wurde tieftraurig, fast so traurig wie der Mann selbst. Schließlich kauerte ich mich an das Brückengeländer und begann zu weinen. Auf einmal wurde ich gewahr, wie kräftige Arme mich umfingen und hielten. Oh, das tat unglaublich gut. Der Schmerz in mir beruhigte sich, und ich dachte, während ich mich an den Mann schmiegte: »Von den Frauen bewundert zu werden war angenehm für ihn. Er fand es schön, dass sie ihn liebten und an ihm festhalten wollten. Doch den weiteren Weg will er nur mit dir gehen.« Ich spürte, wie Ruhe in mein Herz floss. Wie ich begann, ihm die Freude zu gönnen, die ihm so gutgetan hatte. In der Umarmung verschmolz ich mit ihm, wurde eins, und wir gingen gemeinsam über die Brücke.

Nach dieser Meditation war ich erstaunt über mich selbst. Ich war tatsächlich eifersüchtig! Und das, obwohl ich geglaubt hatte, es nicht zu sein.

Ich trug das Herz ab diesem Moment nicht mehr als Talisman in meiner Handtasche. Es bekam einen anderen Platz. Ich habe meinen »inneren Mann« losgelassen. Er ist eigenständig. Er ist nicht mein Besitz.

Der Tag nach dem Dreier

Samstagmorgen. Dämmerlicht fiel ins Schlafzimmer. Durch das gekippte Fenster drang Vogelgezwitscher herein. Ein herrlicher Tag kündigte sich an. Herrlicher Tag? Ich öffnete vollends die Augen und eine Flut grässlicher Erinnerungen überschwemmte mich. »Ich halte das nicht aus. Ich halte das einfach nicht aus!«, dachte ich und wusste, dass ich es aushalten musste. Dass es nichts gab, was das Geschehene ungeschehen machen konnte. Wie Ausschnitte eines Films zogen die Bilder an mir vorbei. Leider die Bilder eines Dokumentarfilms, denn alles beruhte auf Tatsachen. Ich war sogar eine der Protagonistinnen gewesen. Eine Schauspielerin, die ihre Rolle nicht nur beherrscht, sondern auch genossen hatte. Und nicht nur das. Ich war auch Produzentin und Regisseurin gewesen. Ein Multitalent bei einem Dreier!

Bei dieser Erinnerung kam keine Freude in mir auf. Nein, nicht wegen des Dreiers an sich. Wegen Noah. Von ihm war ich grenzenlos enttäuscht. Mein Schmerz war so groß, dass mir die Tränen in die Augen schossen. Wo war das Großartige an ihm geblieben? Wo war der *besondere* Mann? Den besonderen Mann gab es nicht mehr. Hatte es nie gegeben. Er war eine Illusion. Er war so durchschnittlich, wie andere Männer auch. Er konnte eine andere Frau genauso begehren, wie er mich begehrte. Sie genauso ansehen, wie er mich ansah. Sie genauso lustvoll berühren, wie er mich berührte. Und schlimm, wirklich schlimm: Er hätte, wenn ich es nicht verhindert hätte, mit einer anderen Frau Sex ohne Kondom gehabt. Ein Privileg, das, so hatte ich geglaubt, nur mir vorbehalten war. Für ihn jedoch gab es anscheinend keinen Unterschied.

Ich war froh, dass er nicht da war. Ich war mir nicht einmal sicher, ob ich ihn je wiedersehen wollte. Ich überlegte sogar, ihm zu sagen: »Der Dreier, das war mein Abschiedsgeschenk an dich!«

Ich schleppte mich ins Badezimmer. Und nachdem ich geduscht hatte, machte ich mir in der Küche Tee, holte Toastbrot, Käse und Marmelade hervor. Doch ich hatte keinen Appetit. Müde setzte ich mich an den Tisch, auf den die Morgensonne fiel. Sie tat meinen Augen weh und ich zog das Rollo ein Stück nach unten. Ich wollte nichts sehen. Nichts essen. Und am liebsten wollte ich alle Bilder aus meinem Gedächtnis löschen. Eine Flut von Schmerzen überschwemmte mich, und ich begann, hemmungslos zu weinen. Mein Körper wurde förmlich geweint. Ich kam nicht an gegen das Schluchzen in mir. Mir war, als wäre meine Seele aus dem Körper gestiegen, und würde von oben auf diese traurige Gestalt blicken, gefangen in ihrem Seelenchaos.

Was war passiert?

Freitagabend zwanzig Uhr. Ich bin in Vorfreude auf das, was bald passieren soll. Mein Freund Noah, mit dem ich seit vielen Jahren zusammen bin, wird gleich kommen. Er weiß nicht, dass ich für ihn eine Überraschung habe: Ich habe meine Freundin Fabienne eingeladen – für einen Dreier. Das ist mein Geschenk an ihn. Er träumt seit vielen Jahren davon, wie so viele Männer, und heute soll sich sein Wunsch erfüllen.

Die Vorstellung, dass wir bald zu dritt sein werden, heizt meine erotische Stimmung an. Als Noah klingelt, verschlinge ich ihn fast beim Begrüßungskuss. Während er sein Jackett ablegt, öffne ich eine Flasche Champagner. »Zur Feier des Tages«, sage ich. Er weiß nicht, was ich meine, und wir stoßen an. Bald stehen wir uns nackt gegenüber. Zunächst will ich ihn alleine haben, nur für mich. Ich knie mich vor ihn hin, mache es ihm auf Französisch. Umschlinge seinen Penis mit meinen Lippen, drücke mich dabei an ihn, drücke seinen Körper an mich mit einer Intensität und Heftigkeit, wie nie zuvor. Ich stehe auf. Beim Küssen, beim Streicheln spielt sein Penis wie von selbst mit meiner Muschi. Wir legen uns ins Bett, ich unter ihn. Ein wenig küssen, streicheln, dann stößt er in mich hinein. Noch nie, oder eher selten, sind wir gleich zur Penetration übergegangen. Ich genieße ihn ohne Kondom. Das ist unser Privileg. Ohne Kondom nur wir beide. Er hat mir fest versprochen, wenn er einmal mit einer anderen Frau intim sein sollte, dann nur »mit«. Und ich glaube ihm.

Wir steigern den Rhythmus. Flüchtig denke ich, ob es gut wäre, wenn er, jetzt bereits abspritzt. Doch er stoppt. Es ist noch nicht vorbei, Gott sei Dank. Ich schiebe ihn sanft von mir. Beuge mich über ihn. Küsse ihn überall. Küsse seinen Penis. Spiele mit meiner Zunge genussvoll an seiner Eichel. Noch gehört Noah mir. Noch will er nur mich. Ich will ihn auskosten, als wäre es das letzte Mal. Ich gehe in die 69er-Stellung. Meine Muschi über seinem Gesicht. Blase ihm einen, während er mich leckt. Er spielt nur leicht mit der Zunge an meinen Schamlippen. Gibt sich ganz dem Spüren hin. Doch er kommt nicht. Ich gehe aus der Position. Er stöhnt lustvoll auf, als ich mich auf seinen Penis setze. Die Energie ist sanft, weich. Fast wie ein Hauch. Wieder lege ich mich auf den Rücken. Er küsst meinen Körper so zärtlich, dass es mir gerade recht wäre, ihn erneut mit seiner Zunge in meiner Muschi zu spüren. Doch er dringt in mich ein. Die Energie ist immer noch sanft und weich, liebevoll und zärtlich. »Vielleicht waren wir anfangs zu stürmisch«, denke ich. »Jetzt ist keine Dynamik mehr da.« Doch ich vermisse sie nicht. Genieße einfach. Noch ist Noah nur für mich da. Wir spüren uns mit jeder Faser unserer Körper. Dann bricht die Leidenschaft aus uns heraus. Sie erfüllt uns, und wir reiten einen wilden Ritt unserem Höhepunkt entgegen. »Puh«, denke ich, als wir glücklich erschöpft nebeneinanderliegen. »Ich spüre den Himmel, mein Gott war das schön.« Dass meine Freundin gleich kommen wird, habe ich fast vergessen.

Wir bleiben noch eine Weile liegen. Doch die Begegnung mit Fabienne muss vorbereitet werden. »Komm, ich habe Lust, mit dir gemeinsam zu duschen«, sage ich. Zwischendurch tun wir das normalerweise nie. Jeder wäscht sich diskret für sich. Doch heute ist alles anders. Ich bin froh, dass Noah mir ohne zu fragen ins Badezimmer folgt. In einem günstigen Moment schicke ich Fabienne eine SMS: »Bitte komm eine viertel Stunde später!« Ihre Antwort erfreut mich nicht: »Hab meinem Sohn das Auto geliehen. Muss warten.«

»Nein, bitte nicht«, denke ich. »Der bleibt sicher lange weg und Fabienne hat dann vielleicht keine Lust mehr auf einen Dreier.« Ich habe mich darauf eingestellt. Ich will ihn unbedingt. »Bitte nimm dir ein Taxi!«, schreibe ich.

Die belegten Brötchen, die ich vorbereitet habe, sind schon fast aufgegessen, als endlich die erlösende SMS von ihr eintrifft: »Ich fahre jetzt los!«

Eigentlich habe ich mir vorgenommen, Noah nach dem SMS-Austausch von Fabienne zu erzählen. Sie sei zufällig in der Nähe und wolle nur schnell etwas abholen. Doch ich bin viel zu aufgeregt und vergesse es. Als es an der Haustür klingelt, reagiert er überrascht. Ich sage nur: »Ach, das wird Fabienne sein, sie kommt was abholen.« Die beiden kennen sich. Und als sie in der Wohnung steht, umarmen sie sich zur Begrüßung.

Mittlerweile ist es halb zwölf geworden. Fast Mitternacht. Ich biete Fabienne ein Glas Champagner an. Wir setzen uns. Sie gegenüber von Noah, der wieder angezogen ist. Ich auch. Ich trage einen schwarzen Minirock und eine weiße Seidenbluse. Während sich die beiden angeregt unterhalten, gehe ich ins Schlafzimmer, um mir Strapse und Strümpfe anzuziehen, dazu Stilettos. Als ich den Raum wieder betrete, unterhalten sich Noah und Fabienne immer noch angeregt. Ich bleibe neben Fabienne, die auf einem Sessel Platz genommen hat, stehen, stelle ein Bein auf die Kante, ziehe den Rock ein Stück nach oben, damit die geilen Strümpfe und Strapse zu sehen sind. Mein Knie berührt ihren schönen, vollen Busen. Die Unterhaltung endet abrupt. Beide sehen mich an. Ich weiß nicht, wohin ich schauen soll, jedenfalls nicht in Noahs Gesicht. Fabienne hat das Signal verstanden. Sie schiebt mit einer Hand lasziv meinen Rock ein wenig höher. Einen Slip trage ich nicht. Ich beuge mich zu ihr hinab, streichele ihren Busen. Und fast im gleichen Moment ist ihre Bluse offen. Ich fasse in ihren Büstenhalter, lege ihre herrlichen Brüste frei. Was für ein Anblick. Mein bestrumpftes Bein unter ihrem großartigen nackten Busen, den ich zu streicheln beginne.

Jetzt erst wage ich Noah anzusehen.

»Soll ich wegschauen?«, fragt er amüsiert, aber auch ein wenig verunsichert.

»Nein, nein, das ist für dich!«, sage ich.

Ich löse mich von Fabienne, gehe zu ihm hin, küsse ihn auf den Mund, während ich in seine Hose fahre, seinen erigierenden Penis nach oben hole und streichele. Fabienne kommt zu uns aufs Sofa. Ich lasse von Noah ab, küsse Fabienne mit innigem Zungenkuss. Wir streicheln uns. Noah erhebt sich. Jetzt küsse ich ihn, reibe meinen Körper an seinem, massiere seinen harten Schwanz in seiner bereits geöffneten Hose. Während ich mit meinen Händen langsam an seinem Körper hinuntergleite und ihn dabei entkleide, küsst er Fabienne, die sich über ihn gebeut hat. Sie trägt nur noch einen Slip. Reibt ihren Körper an dem seinen. Ich blase Noah einen.

Ich lasse von seinem Schwanz ab, sehe, wie er mit seinen Fingern über Fabiennes Slip fährt und ihre Muschi sucht. Ich ziehe ihr von hinten das Höschen aus, lecke die Finger von Noah mit dem Geschmack von Fabiennes Feuchtigkeit. Ich richte mich auf, küsse Noah auf den Mund und Fabienne bläst ihm einen laut schmatzend. Jetzt küssen wir uns zu dritt. Drei Zungen, die hin und her gehen. Von oben sehe ich Noahs Schwanz zwischen den Oberschenkeln Fabiennes reiben. Er ist ganz nah an ihrer Muschi. »Verflixt, das darf der nicht ohne Kondom!«, schießt es mir durch den Kopf. Schnell ziehe ich Fabienne zu mir hin und wir blasen seinen Schwanz zu zweit. Saugen an seinen Eiern. Stellen uns vor, dass sein großer harter Schwanz ein Eis am Stiel ist, lecken mit gierigen Zungen den Schaft hinauf und hinunter. Lassen ihn abwechselnd tief in unseren Kehlen verschwinden. Dazwischen immer wieder ein Blick in Noahs Augen. Er fühlt sich wie im siebten Himmel.

Wir ruhen einen Moment aus. Erheben unsere Gläser, schauen uns nacheinander in die Augen. Räuspern uns ein wenig verlegen.

Ich hole zwei Decken, gehe zum Kamin und breite sie vor dem lodernden Feuer aus. Fabienne und Noah folgen mir, beide sind nackt. Ich auch, bis auf die Strapse und Strümpfe.

»Hier, ich habe was für dich!«, sage ich zu Noah. Ich überreiche ihm einen vorbereiteten Luftballon. Er nimmt ihn an sich, merkt, dass etwas in ihm steckt. »Soll ich ihn platzen lassen?« Ich nicke. Er bringt den Luftballon zum Platzen und ein Marien-Glückskäfer samt einem zusammengerollten Herzen kommt zum Vorschein, auf dem steht: »Weil ich deine Liebe spüre, kann ich die Begrenzungen und Ängste meiner Liebe überwinden, und dir das Geschenk eines Dreiers machen. Von Herzen Maria.«

Noah ist gerührt. Er streichelt meine Wange, sieht mir tief in die Augen und küsst mich zärtlich.

Fabienne hat sich unterdessen auf eine der Decken gelegt. Ich lasse von Noah ab, kauere mich neben sie. Küsse ihren Mund, reibe meinen Körper an ihrem, küsse sie von ihren Brüsten an abwärts bis hin zu ihrer Muschi. Ich spiele mit meiner Zunge an ihren Schamlippen. Nach einiger Zeit übernimmt Noah. Ich hocke mich über ihr Gesicht, sodass sie mich fein lecken kann. Ich schaue dabei nach unten zu Noah hin, der Fabienne noch immer mit seiner Zunge verwöhnt. So haben wir zwei Frauen Grund, lustvoll zu stöhnen, und Fabienne und ich kommen nacheinander zum Höhepunkt.

Noah beginnt seinen Penis an Fabiennes Muschi zu reiben und macht erneut Anstalten, seinen Schwanz ohne Kondom in ihre Möse zu stecken. Ich erstarre vor Schreck. Denke: »Du dummer Mann!« Ich kann es im letzten Moment verhindern, indem ich mich in 69er-Stellung nach unten beuge und seinen Penis einfach wegschiebe. Jetzt lecke ich Fabienne.

Ich habe Lust, mich verwöhnen zu lassen, und lege mich neben meine Freundin. Sie versteht nicht gleich, was ich will, und ich schupse sie ein wenig. Sowohl sie als auch Noah beginnen, mich zu streicheln und mit Küssen zu überdecken. Das ist so schön, dass ich denke: »Das machen wir jetzt mit Noah!«

Ich drücke ihn sanft zu Boden. Wir küssen zu zweit seinen ganzen Körper. Küssen seinen großen, starken Schwanz, der die ganze Zeit über voller Freude ist und herrlich steht. Die Energie ist sanft und ruhig. Ich blase ihm einen, völlig entspannt, während Fabienne seine Eier krault. Wir wechseln uns mehrmals ab. Noah hat die Augen geschlossen und genießt. Doch ich glaube, er blinzelt immer mal wieder, damit ihm nichts entgeht. Ich greife zur Packung mit den Kondomen, die griffbereit liegt, hole einen Kondom heraus und ziehe ihn Noah über. Fabienne, die meine Brüste gestreichelt hat, hört damit auf und beginnt Noah zu reiten. Ich wichse ihren Kitzler, bis sie in Ekstase ruft: »Ich spritze. Ich spritze gleich!«

»Willst du uns von hinten nehmen?«, frage ich Noah, nachdem Fabienne gekommen ist. Noah will. Ich bringe mich zuerst in Position. Fabienne liegt auf der Seite, streichelt und küsst meinen Busen, während er mich von hinten stößt. Dann wechseln wir. Ich ziehe Noah einen frischen Kondom über. Er nimmt Fabienne von hinten und ich liege auf der Seite, halte ihren Busen, wichse ihren Kitzler. Sie stöhnt lustvoll und laut: »Ja, ja, fester, fester!«

In dem Moment bemerke ich, dass sich bei Noah gleich was tun wird. Gleich wird er zum Orgasmus kommen. Aber mein Gott, das darf er nicht. Nicht in ihr. Er darf nicht in ihr kommen. ER MUSS IN MIR KOMMEN!

Panisch lasse ich von meiner Freundin ab, schlage mit einer Hand mehrmals auf seinen Po und rufe: »Das darfst du nicht. Du darfst nicht in ihr kommen!« Und denke: »Das muss ihm doch sein Verstand sagen. Ich bin seine Freundin. Ich bin die, die ihm die Freude des Dreiers ermöglicht hat. Wir lieben uns. Alles andere ist nur ein Spiel.« Und dann fällt mir ein, dass er eigentlich noch nicht einmal ein Kondom hatte benutzen wollen. Tränen der Enttäuschung schießen mir in die Augen, denn Noah kann seine Ekstase nicht mehr stoppen. Er kommt. Er kommt in meiner besten, allerbesten Freundin!

Ich weiß nicht, wie lange ich am Küchentisch saß, und den Abend wieder und immer wieder Revue passieren ließ. Das, was mich kränkte, wurde auch bei näherem Betrachten nicht besser. Ich war enttäuscht. Ich war verletzt. Ich war wütend.

Das Telefon klingelte. Ich nahm ab. Es war Noah. Ich hörte ihn laut atmen. »Maria, es tut mir so leid!«

Ich schwieg eine Weile. »Warum hast du das gemacht? Warum bist du in ihr gekommen?« Ich schrie es förmlich heraus.

Zwei, drei Sekunden war es still. »Ich weiß, ich habe dich verletzt.«

»Das beantwortet nicht meine Frage.«

Wieder war es still in der Leitung. Dann sagte er: »Als du auf meinen Hintern eingehauen hast, so kurz vor meinem Orgasmus, da habe ich zunächst geglaubt, dass du mich anfeuern willst. Ich dachte tatsächlich, das wäre Teil des Spiels. Erst als ich gekommen bin, habe ich meinen Fehler bemerkt.«

Ich, die den ganzen Morgen über geweint hatte, erstickte fast an meinem Lachen. Angefeuert! Das war eine so dumme Ausrede, dass sie schon wieder plausibel klang. »Aber du wolltest es ohne Kondom tun«, schimpfte ich weiter. Das Lachen war mir vergangen. »Zweimal wolltest du es ohne tun. Und du weißt genau, dass wir eine Abmachung haben: *mit einer anderen nie ohne*.« Ich dachte daran, dass es für mich stets etwas Einzigartiges gewesen war, etwas Besonderes. Etwas, das nur zwischen ihm und mir passierte. Es war für mich wie ein Gelübde gewesen, das er nun gebrochen hatte.

Noah sagte nichts. Nicht gleich jedenfalls. Er seufzte: »Zum Glück hast du es ja nicht so weit kommen lassen.«

Wir schwiegen erneut.

»Maria«, sagte er nach einer Weile. »Ich möchte mich bei dir bedanken.

Es war ein unglaublich tolles Erlebnis für mich. Ich kann es eigentlich nicht in Worte fassen. Danke für dieses Geschenk. Und noch was: Ich weiß, dass es dich große Überwindung gekostet hat. Deshalb habe ich umso mehr gestaunt, wie du dich an deine Freundin herangemacht hast. Ich möchte dir meine Anerkennung aussprechen für deinen Mut.«

Ich sagte nichts. So vieles ging mir durch den Kopf.

»Und noch was, Maria«, fuhr er fort. »Ich würde jetzt gerne bei dir sein, dich in den Arm nehmen und ganz fest an mich drücken.«

Grenzen überschreiten

Ich arbeite seit etwa zehn Jahren daran, Teil um Teil meines physischen Körpers mit meinem höheren Selbst zu verbinden. Mir war durchaus bewusst, dass ich es nicht wissen und schon gar nicht sehen möchte, wenn mein Lebenspartner mit einer anderen Frau intim ist. Doch mir war nicht klar gewesen, dass ich bei diesem Teil noch nicht meine Mitte gefunden hatte, sonst hätte ich für Noahs Verhalten mehr Verständnis gezeigt. Ich war in einer ähnlichen Situation, wie seinerzeit im Seminar mit dem Herzen, das ich weggeben musste. Diesen »inneren Mann« wollte ich danach auch nicht mehr und ich verschloss mich.

Dass ich bei Noah so verletzt reagierte, konnte ich mit ein wenig Abstand nachvollziehen. Denn auf dem Weg zurück in die göttliche Verbindung, hin zum höheren Selbst, muss zunächst im Geist ein gesundes Bewusstsein hergestellt werden, dann erst kann der Körper folgen. Mein Körper war noch nicht so weit.

»Warum hat sie ihm das als Geschenk gemacht?«, fragen Sie sich jetzt vielleicht. »Wie ist es dazu gekommen?«

Es ist dazu gekommen, weil ich Noah einmal fragte: »Du, sag mal, träumst du auch manchmal von einem Dreier? Oder hast du so was schon mal erlebt?« Ich hatte in einem Journal gelesen, dass Männer bei sexuellen Wünschen zuerst an einen Dreier denken, meist mit zwei Frauen. Doch kaum hatte ich die Frage ausgesprochen, hätte ich sie am liebsten wieder verschluckt. »Oh Mist, dachte ich. »Ich will die Antwort gar nicht wissen.«

Noah antwortete mir jedoch bereits. Ich saß vor ihm und hielt mir beide Ohren zu. »Ich will es nicht wissen, nicht wirklich«, rief ich dazwischen. Tatsächlich hatte ich nichts mitbekommen, und seine Gestik und Mimik konnte so oder so ausgelegt werden. »Ich glaube, ich könnte es nicht ertragen mit anzusehen, wie du eine andere küsst, streichelst, berührst. Alleine die Vorstellung, dass du bei ihr ähnlich zärtlich bist, wie bei mir, tut mir weh. Du kannst machen, was du willst, solange ich es nicht weiß. Aber mit eigenen Augen sehen …«

Nur am Rande, es wäre für Noah umgekehrt genauso gewesen. Er sagte, dass es auch für ihn kaum auszuhalten sei, mich mit einem anderen Mann zu erleben.

»Und mit einer Frau?«, fragte ich? Mich schien der Teufel zu reiten.

Er lächelte vielsagend, wiegte den Kopf. Und ich wusste, dass er das geil fände.

Dann, am 6. Dezember, verabredete ich mich mit meiner Freundin Fabienne, um bei mir gegen sechzehn Uhr den Nikolotag zu feiern. Kurz darauf erhielt ich eine SMS von Noah. Er würde gegen fünfzehn Uhr gerne kurz auf einen Kaffee vorbeikommen.

Ich empfing ihn in einem Nikolokostüm, darunter nur aufregende Unterwäsche, Strümpfe und Strapse. Wir liebten uns leidenschaftlich auf dem Tisch, der mit Kaffeegeschirr und selbst gebackenen Plätzchen eingedeckt war. Kurz bevor meine Freundin kam, bot ich ihm an zu bleiben. So lernte er Fabienne kennen. Ich verabschiedete die beiden dann, weil ich arbeiten musste. Am nächsten Tag schrieb Noah mir eine E-Mail: »Hallo, meine liebe Maria. Es ist schön, dass wir einander haben und ich so vieles mit dir gemeinsam genießen kann! Du hast uns ein sehr heißes und sinnliches Nikolofest bereitet. Dafür vielen Dank. Ich spüre dich, uns, heute noch. Es war auch schön, dass du mir deine Freundin vorgestellt hast. Ich finde Fabienne sehr sympathisch und freue mich, dass du eine so nette Freundin hast. Einen Moment dachte ich schon, dass du … Aber nein. Wo meine Gedanken nur hinschweifen. Jedenfalls freue ich mich, dich bald wiederzusehen. Liebevolle Umarmung und Küsse, dein Noah.«

»Er hat also tatsächlich geglaubt, dass ich Fabienne zu einem Dreier eingeladen habe«, dachte ich teils amüsiert, teils erzürnt. Hatte ich nicht klipp und klar erklärt, dass so was für mich unerträglich wäre? Ich überlegte: »Vielleicht hat mich meine Körpersprache verraten, meine Gestik und Mimik. Vielleicht hat er gespürt, dass ich tief in meinem Inneren schon viel weiter bin, als ich vorgebe zu sein? Vielleicht hat mein höheres Selbst mich dahin geführt und ich muss diese Erfahrung machen?«

Ich rief Fabienne an und sprach mit ihr über Noahs Gedanken, die er zwar nicht geschrieben, doch angedeutet hatte. Ihre Antwort überraschte mich – aber auch wieder nicht: »Einen Dreier mit dir und Noah? Warum nicht!«

In dem Moment wusste ich, dass ich mich auf diese Erfahrung einlassen musste. Wusste, dass ich Vertrauen in mein höheres Selbst haben musste. Und ich wusste, dass, egal was dabei herauskam, es gut sein würde.

Jeweils zur rechten Zeit …

Es heißt: Jeweils zur rechten Zeit kommt die Chance für den noch nicht verbundenen Teil. Das war die Chance! Der schmerzhafte, nicht verbundene Teil von mir hatte sich so lange zurückgehalten, bis mein höheres Selbst davon überzeugt war, dass ich genug Liebe, Wissen und Kraft hatte, um die Herausforderung anzunehmen. Noah war der geeignete Partner dazu. Er war mit seinem göttlichen Ich verbunden, hatte die Weisheit, Macht und Kraft, um ebenfalls dieser Herausforderung gewachsen zu sein. Er begegnete mir mit Wahrheit und Liebe. Doch noch war ich nicht verbunden. Ich spürte zwar Beistand und Hilfe von meinem höheren Selbst, doch ich fühlte mich wie ein Kind, das gestreichelt und getröstet sein will.

Den auf den Dreier folgenden Schmerz musste ich alleine aushalten. Auch drei Tage danach trauerte ich noch um meine begrabenen Hoffnungen und verlorenen Illusionen. Der nicht verbundene Teil war noch immer wütend und enttäuscht, beschimpfte Noah in Gedanken, machte ihm Vorhaltungen. Gut, dass mein höheres Selbst mich davon abhielt, mich auf Machtspiele einzulassen, das hätte den Zauber der Beziehung zu Noah nur zerstört.

Dann kam eine E-Mail von ihm, der auf Geschäftsreise war: »Hallo meine liebe Maria, drei Tage nach dem wahnsinnigen Erlebnis mit dir und Fabienne kann ich langsam erfassen, dass ich alles nicht nur geträumt habe, den Traum, mit euch zwei tollen Frauen so einen absolut wundervoll, heißen Sex zu erleben. Alles ist wahr! Ich kann nur ahnen, welche Überwindung es dich gekostet hat, und welche Zweifel dich plagten. Habe ich dieses Geschenk wirklich verdient? Du hast mich erlebt – obwohl so nahe bei dir wie nur denkbar –, wie ich die Beherrschung verloren habe. Ich gab einer anderen das, was dir vorbehalten sein sollte. Wobei ich es wohl am ehesten uns Dreien geben wollte. Du lagst richtig mit deinen Befürchtungen: Fabienne war neu für mich. Ich empfand sie wahnsinnig aufregend und sexy, und sie hat sich fantastisch gut angefühlt. So lustvoll zu schweben zwischen euch beiden – liebkosend und liebkost zu werden – das hat mir die Sinne geraubt. Ich hoffe, dass kein Tropfen Bitterkeit zurückbleibt, weder was unsere Freundschaft betrifft, noch hinsichtlich deiner Freundschaft zu Fabienne. Sondern dass es ein weiteres schönes Erlebnis war, das wir beide gemeinsam erleben durften. In liebevoller Umarmung, dein Noah.«

In mir kam Hochachtung auf, als ich das las. Ich bewunderte Noahs Offenheit und wie achtsam er mit dem doch heiklen Abend und meinen Gefühlen umging. Für sein vermeintliches Vergehen bat er nicht um Entschuldigung. Er schrieb mir nicht als reuiger Sünder. Nein, er blieb auf der Ebene einer göttlichen Persönlichkeit, wo alles Menschliche sein darf. Seine Liebe und Dankbarkeit zu mir kam bei mir an, berührte mich. Ich bereute nicht mehr, ihm diesen Dreier als Geschenk gemacht zu haben. Damals, als ich mit Fabienne darüber gesprochen hatte, hatte sie mich gefragt, warum ich das tun wolle. Und ich hatte geantwortet: »Noah ist ein großartiger Mann. Er hat mir all die Jahre so viel gegeben. Er hat eine Belohnung verdient, wie ich finde. Und wer weiß, vielleicht freut er sich ja über solch ein besonderes Geschenk.« Jetzt wusste ich: Alles war richtig gewesen.

Die schwächste Stelle

Auch wenn ein Mann ganz selbstverständlich noch Freundinnen neben seiner Partnerin hat, sobald seine Frau oder Lebensgefährtin Sex mit einem anderen hat, trifft es ihn an seiner schwächsten Stelle. Es ist für ihn dann aus und vorbei. Er verschließt sich ihr gegenüber, kann nicht mehr mit ihr, selbst wenn er es will. Er fühlt sich betrogen und im Innersten zerstört. Jetzt soll sie gefälligst die Konsequenzen für ihr schäbiges Verhalten spüren. Wenn sie verheiratet sind, verlangt er die Scheidung.

Bei der Frau ist es nicht anders. Auch wenn sie mal hier und da mit einem anderen Mann Sex hatte, sobald sie erfährt, dass ihr Lebenspartner oder Ehemann neben ihr mit anderen Frauen intim ist, trifft es sie an ihrem wundesten Punkt. Sie reagiert verletzt, kann nicht verzeihen, selbst wenn sie es möchte. Wenn sie verheiratet sind, verlangt sie die Scheidung. Soll er doch sehen, wo er bleibt. Sie leidet. Er leidet. Doch was hat der Mann eigentlich getan?

Warum gönnt die Frau ihm nicht die Freude, hin und wieder Sex mit einer anderen zu haben? Er ist ein Mensch, ein Mann noch dazu. Natürlich gefällt es ihm, auch von anderen bewundert zu werden. Er hat eine positive Ausstrahlung. Er schenkt Liebe. Er bekommt Liebe zurück. Doch sie nimmt ihm die Freude und Liebe übel, missgönnt sie ihm.

Auch ich hätte Noah das Erlebnis mit meiner Freundin und mir fast missgönnt, obwohl ich es initiiert hatte. Ich hatte seine Offenheit in seiner E-Mail gewürdigt, sie hätte mich aber auch verletzen können. Ich hätte sein Lob auf Fabienne überinterpretieren und sagen können: »Er empfand sie aufregender und erotischer als mich. Sie hat sich für ihn viel besser angefühlt.« Ich hätte beleidigt sein können. Doch wie dumm wäre das gewesen? Wenn ich ein Geschenk mache, dann erste Sahne!

Trotzdem fühlte ich mich eine Weile schlecht, hätte ihm am liebsten geschrieben, wie sehr ich leide und dass mein Selbstbewusstsein auf der Strecke geblieben ist. In der Hoffnung, dass er mir zurückschreibt, dass ich die Beste und Schönste bin. Gott sei Dank warnte mich mein höheres Selbst: »Du, das machen wir nicht. Wir machen uns nicht kleiner als wir sind. Außerdem wäre er damit überfordert. Ein erwachsener Mann, der ein Kind trösten muss. Und überleg mal, wärst du ihm gegenüber dann noch gleichwertig?«

Trotzdem beschäftigte mich seine Aussage »Sie hat sich fantastisch gut angefühlt« noch eine Weile. Fabienne kümmerte sich um ihren Körper, trieb Sport, ging ins Fitnessstudio, war fünf Jahre jünger als ich.

Bei meinem nächsten Treffen mit Noah hatte ich mich wieder im Griff, freute mich auf ihn. Als wir uns in den Armen lagen, spürte ich, dass er mich vermisst hatte. Wir fühlten uns in einer Innigkeit verbunden, die, wie soll ich es sagen, sich »heilig« anfühlte. Ich hatte das Gefühl, dass wir uns neu gefunden hatten. Verloren und wieder gefunden. Jede erotische Handlung war wie eine Begrüßung. Aufregend und prickelnd wurde es für mich, als er seinen Penis in mich einführte. Alles von mir war wie von einem Schluchzen erfüllt. Ich lag ganz ruhig da, meinen Kopf an seiner Brust. Und wir bewegten uns in gleichmäßigem Rhythmus, schauten uns dabei in die Augen. Es war keine sexuelle Energie da. Nur Liebe. Später hielt Noah mich im Arm, küsste mich. Als er dann erneut in mich eindrang, reagierte mein Körper impulsiv. Jetzt war sexuelle Energie da. Die Minuten »danach« waren stets die Minuten der Glückseligkeit. Diesmal spielte aus der Musikanlage das Lied »Glück« von Herbert Grönemeyer. »Ja«, dachte ich. »Das ist Glück. Ich bin glücklich. Glücklich, dass Noah bei mir ist und ich wieder offen für ihn bin.«

Später schickte er mir eine SMS: »Liebe Maria, ich fühle mich dir noch inniger verbunden, als wir es schon waren. Du fühlst dich für mich von Kopf bis Fuß so vertraut an, als wärest du ein Teil von mir. Ich liebe den Duft in deinem Nacken, deine festen Brüste, deinen Schweiß zwischen deinem Busen, wenn du heiß bist, deine seidenweiche Muschi … Kuss, Noah.«

Noah hatte keineswegs die Göttlichkeit verloren, die ich ihm umgelegt hatte, und die ich verloren glaubte. Es waren meine falschen Vorstellungen gewesen, die Illusionen, in die ich ihn gehüllt hatte. Die Hoffnung, dass er nur mir gehörte, dass er nur mit mir Sex haben würde. Auch wenn ich nach außen hin großzügig tat, war ich in meinem Inneren noch nicht so weit. Ich hatte stets große Angst, ihn zu verlieren, falls er mit einer anderen, jüngeren, vermeintlich besseren Frau als mir intim sein würde.

Die Wahrheit jedoch ist, dass der Sex mit Fabienne mir nichts genommen, ihm aber viel Freude gebracht hat. Die Aufgabe war gewesen, von dem Gedanken »Mein Mann gehört mir« loszulassen. Mich von meinen Illusionen und falschen Wahrheiten zu befreien. Mein Mann gehört nur sich selbst!

Meine Aufgabe war nicht, noch einmal einen Dreier mit ihm zu erleben, nur weil es ihm gefallen hat. Meine Aufgabe war auch nicht, ihm zu signalisieren, dass er mir ab sofort alles, was er möglicherweise mit Frauen erlebt, erzählen kann. Doch sollte ich es aus irgendeinem Grund erfahren, dann bin ich bereits durch die Phase der Enttäuschung gegangen. Der schmerzhafte Prozess ist bereits durchgestanden.

Schlusswort

Ich schreibe diese letzten Zeilen im Dezember 2012. Bald ist das Jahr zu Ende. Ein Jahr von dem gesagt wird, dass es ein Schicksalsjahr für unseren Planeten sein würde. Womöglich das Ende.

Ich sage Nein. Das vermeintliche Ende wird der Anfang einer Befreiung von falscher Machtausübung, Ausbeutung und Unterdrückung sein. Wir Menschen werden wieder mehr nach innen schauen, uns auf wahre Werte besinnen. Ein Wandel, der nicht von jetzt auf gleich stattfinden wird. Doch die meisten von uns spüren, es muss etwas geschehen! Auch in der Sexualität. Weg von der Triebbefriedigung und hin zur vollkommenen Verschmelzung mit einem Menschen. Lieben ohne Eifersucht, denn sie ist nur ein Besitzstreben.

Wir wünschen uns den »Himmel auf Erden« und wir werden ihn bekommen, wenn wir um Verbindung mit unserem höheren Selbst bitten. Wenn jeder Einzelne versucht, sein »Rätsel« zu lösen und beginnt seine Puzzleteile zu ergänzen.

Ich wünsche, dass Ihnen das alles gelingt, damit Sie nicht nur himmlisch geilen Sex erleben, sondern auch Zufriedenheit in Ihrer Partnerschaft und in Ihrem Leben finden.

Ihre Maria Magda Lehna

Hinweis: Alle Namen der vorkommenden Personen, persönliche Details sowie Orte wurden zu deren Schutz verändert.

Quellenverzeichnis

Seite 000: Die Definition von Gott gefunden unter: http://www.yoga-vidya.de/yoga-buch/sivananda/goetter-und-goettinnen/1-was-ist-gott.html

Seite 000: »Wenn nur eine einzige Frau die Wahrheit über ihr Leben berichtete, würde die Welt auseinanderbrechen.« Quelle nicht bekannt.